THE EVERYTHING KIDS'

奇妙的人体

〔美〕雪莉·阿姆瑟尔 著

刘晓晨 译

中国妇女出版社

图书在版编目（CIP）数据

奇妙的人体 /（美）雪莉·阿姆瑟尔（Sheri Amsel）
著；刘晓晨译. -- 北京：中国妇女出版社, 2017.3
书名原文: Human Body Book
ISBN 978-7-5127-1400-7

Ⅰ.①奇…　Ⅱ.①雪…②刘…　Ⅲ.①人体—儿童读
物　Ⅳ.①R32-49

中国版本图书馆CIP数据核字（2016）第301169号

版权登记号：01-2016-8274

奇妙的人体

作　　者：〔美〕雪莉·阿姆瑟尔　著　刘晓晨　译
封面绘制：〔美〕达娜·里甘
插图作者：〔美〕雪莉·阿姆瑟尔
　　　　　弗拉迪斯拉夫·马卡洛夫（第15页图片版权所有者，自iStockphoto）
谜题设计：〔美〕贝丝·布莱尔
责任编辑：王　琳
封面设计：周周设计局
责任印制：王卫东
出版发行：中国妇女出版社
地　　址：北京市东城区史家胡同甲24号　　邮政编码：100010
电　　话：（010）65133160（发行部）　　65133161（邮购）
网　　址：www.womenbooks.com.cn
经　　销：各地新华书店
印　　刷：北京中科印刷有限公司
开　　本：185×235　1/16
印　　张：13
字　　数：200千字
版　　次：2017年3月第1版
印　　次：2017年3月第1次
书　　号：ISBN 978-7-5127-1400-7
定　　价：36.00元

前 言

这本书介绍的是地球上最有趣的
东西——你的身体。

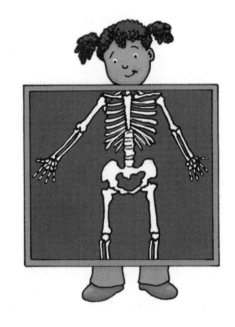

- 你有没有想过肌肉是怎样工作的?

- 为什么你的心脏会跳动?

- 你有多少根头发?

- 雀斑是什么?

- 为什么你会打嗝或者打喷嚏?

- 为什么会起鸡皮疙瘩?

- 你为什么有肚脐?

- 你是怎样听见声音、看到东

西、闻见味道和品尝美食的?

- 冷的时候为什么会发抖,热的时候为什么会流汗?

……

这些问题只是冰山一角,这本书将会揭示更多关于你身体的
神奇奥秘。

你的身体就像一台机器,由很多运转的部件组成。这是一个

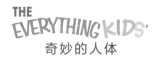
很复杂的系统。众所周知，从事与人体研究相关工作的人都在某一个领域具有很强的专业性。一位医生如果是心脏病专家，则专门治疗与心脏有关的疾病。神经科专家则专门研究神经系统，包括大脑。皮肤科医生治疗皮肤问题。足科医生则是治疗双脚疾病的专家。

专科医生、护士、牙医、急诊科医生和生物学研究员仅仅是从事人体研究的众多职业中的一部分。解剖学家专门研究人体的宏观部分，比如器官、肌肉和骨骼。微生物学家专门研究微小的、显微镜下才能观察到的人体组织，比如血液、细胞，等等。遗传学家则专门研究脱氧核糖核酸（DNA）。这些人帮助伤者恢复，治疗患者，并寻找对抗疾病的新方法。他们还专注于研究新生儿缺陷或是延长病人生命的方法。这些科学家一起拼凑出了一张相当完整的人体内部结构图，从而帮助人们了解保持健康、强壮的身体，获得长寿的最佳方法。我们虽然还不知道人体的全部奥秘，但是每一天我们都会获得新的进展。

如果你对上面的内容产生了兴趣，也许长大后，你就会成为一名医生、护士或健康专家！

目　录

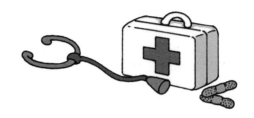

CHAPTER 1　奇妙的人体 / 1

完美的协作关系——身体运作的奥秘 / 2

从头到脚——你的身体构成 / 3

构成人体的基础材料——细胞 / 10

你的遗传物质 / 15

你身体里的各种系统 / 18

CHAPTER 2　皮肤是你的护甲 / 21

你最外层的器官 / 22

你自身的盔甲——皮肤的保护层 / 23

皮肤都为你做了什么 / 28

皮肤感受器 / 29

毛发和指甲也是皮肤 / 32

割伤和剐伤——你的皮肤如何愈合 / 38

CHAPTER 3　探索你的骨骼 / 39

关于骨骼 / 40

你的头骨布满了洞 / 42

你的支柱——脊椎 / 45

你的胸腔里容纳了什么 / 46

你的手臂和腿 / 48

关节帮助你行动 / 51

危险！棍棒和石头能够将骨头打折 / 53

CHAPTER 4　肌肉需要多锻炼 / 57

肌肉是什么 / 58

肌肉是如何工作的 / 59

随意肌——你能指挥的肌肉 / 60

不随意肌——不听你指挥的肌肉 / 66

你的心脏是块肌肉 / 67

你的面部肌肉 / 67

微小的肌肉 / 71

CHAPTER 5　你有些神经过敏——神经系统 / 73

紧张的工作 / 74

什么是神经 / 75

总揽大局的神经 / 77

谁是工程总指挥 / 79

信息高速公路——脊髓 / 83

外周神经系统 / 84

身体需要神经 / 86

特殊感官 / 88

CHAPTER 6　保持平衡态——内分泌系统 / 93

什么是激素 / 94

腺体的主人 / 96

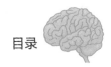

其他腺体和它们的职能 / 99

体内激素水平是如何控制的 / 102

腺体从好到坏的变化——腺体疾病 / 102

CHAPTER 7 转圈圈——循环系统 / 105

血液是什么 / 106

你为什么会有血液 / 107

工作中的血细胞 / 108

你真是有心 / 112

血管 / 116

止住出血！你为什么会结痂 / 120

心脏病 / 122

CHAPTER 8 呼吸新鲜空气 / 123

你为什么需要空气 / 124

呼吸路径 / 125

氧如何进入你的血液 / 130

呼吸的工作方式 / 131

呼吸困难 / 137

CHAPTER 9 我饿了——消化系统 / 139

漫长曲折的道路——你的消化道 / 140

咀嚼食物——从口腔开始的消化 / 141

你咕咕直叫的肚子——胃 / 144

真正吸收食物营养的地方——小肠 / 148

不要浪费水！大肠的功能 / 149

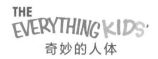
奇妙的人体

肚子里的疾病 / 152

CHAPTER 10　会休眠的系统——生殖系统 / 153

唤醒生殖系统 / 154
男孩的身体 / 154
男孩的青春期 / 158
女孩的身体 / 158
女孩的青春期 / 159
怀孕和婴儿 / 161
婴儿出生了 / 163

CHAPTER 11　身体养护手册 / 165

衰老和身体 / 166
你的健康取决于食物——有益于健康生活的合理膳食 / 171
用还是不用——动起来，保持健康 / 172
照顾好你的身体 / 173

附录A　词汇表 / 175
附录B　网络资源 / 182
附录C　谜题答案 / 184
索引 / 191

CHAPTER 1

奇妙的人体

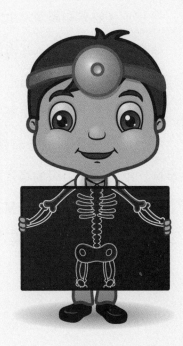

完美的协作关系——身体运作的奥秘

人类的身体是由很多不同的系统组成的，这些系统共同工作，构成了一个健全的人。即便你都没有意识到，你的身体也在夜以继日、一秒不停地忙碌运作着，以此来维持你的顺畅活动。以下是你的身体每天都在小心翼翼地进行的一些事情：

➕ 保护你免受外界的影响和侵害，例如温度和湿度变化、撞击和剐蹭、细菌和尘土等带来的不适；

➕ 确保你能够从一个地方移动到另一个地方；

➕ 使你能够感知周围发生了什么，并做出回应；

➕ 帮助你摄入食物，并将其分解转化为体内的燃料；

➕ 将不需要的废物排出；

➕ 在你受伤、成长和生育的时候，帮助你自我修复。

每天，你体内都运行着数千项程序和功能来处理上述事务，维持内部组织的稳定，这样你的生活才能保持正常。一想到人体是一台十分复杂精密的机器，而它出错的概率又非常低的时候，就不得不赞叹其内部协作的完美。

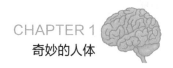

从头到脚——你的身体构成

人们将人体分解成很多部位，并给每个部位命名。这样做可以帮助医生和其他医护人员知道你哪里生病了，也可以帮助你了解自己身体各部位的名称。

如果你保持直立，手掌向前，手指伸平，那么你就摆好了一个解剖学姿势（anatomical position）。在这个姿势中，左边和右边取决于你，而不是医生，所以右边就是你右手这一侧。这样，当你抱怨肚子右边疼时，医生就知道是哪一边了。

你需要知道的词语

解剖学

与人体解剖或人体结构相关的科学。

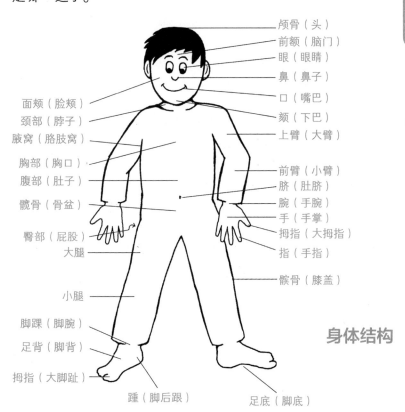

颅骨（头）
前额（脑门）
眼（眼睛）
鼻（鼻子）
口（嘴巴）
颏（下巴）
上臂（大臂）
前臂（小臂）
脐（肚脐）
腕（手腕）
手（手掌）
拇指（大拇指）
指（手指）
髌骨（膝盖）

面颊（脸颊）
颈部（脖子）
腋窝（胳肢窝）
胸部（胸口）
腹部（肚子）
髋骨（骨盆）
臀部（屁股）
大腿
小腿
脚踝（脚腕）
足背（脚背）
拇指（大脚趾）
踵（脚后跟）
足底（脚底）

身体结构

以下这些重要的方位术语，你可要牢牢记住呀！

☺ 头在肩膀的上面（superficial），肩膀在头的下面（inferior）。

☺ 肚脐在脊柱的前面（anterior），脊柱在肚脐的后面（posterior）。

☺ 耳朵在鼻子的侧面（lateral），鼻子在耳朵的中间（medial）。

☺ 手肘位于手指的近端（proximal），手指位于手肘的远端（distal）。

☺ 皮肤在肌肉的外面（superior），肌肉在皮肤的里面（deep）。

在描述一个人哪里受伤的时候，这些术语将会派上很大的用场。假设一个人的脸受伤了，有一个很深的伤口需要缝合，医生能通过描述知道伤口在哪里吗？如果你在描述伤口的时候说"它在右眼的下面，鼻子的侧面"，能取得什么样的效果呢？这样医生是不是就能在脑海中描绘出受伤的部位了呢？了解身体的部位名称和区域范围无疑会对你的求医过程很有帮助。

躯干是什么

躯干（trunk）是不包括四肢和头部的人体主要组

健康小贴士

注意保护内脏

人的腹腔和里面的器官是事故中最容易受到伤害的部位，因为它既不像胸腔有胸廓保护，也不像盆腔有骨盆保护，腹腔只有包围着它的肌肉作为保护。这也是乘坐汽车时要系安全带（seatbelts）的一个重要原因。要注意保护好腹腔里的内脏！

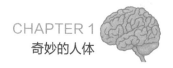

成部分。躯干分成3个主要腔体,每一个都包含重要的身体器官。这3个腔体是胸腔(thoracic cavity)、腹腔(abdominal cavity)和盆腔(pelvic cavity)。

➕ 胸腔指胸部里面的腔室,包含胸廓和一些器官——心脏、肺和流经心脏的主要血管等。

➕ 腹腔位于腹部,就是大家平时说的肚子,里面包含消化系统的一些器官——胃、肠和肝脏等。

➕ 盆腔位于骨盆,也就是臀部那里,里面也包含一些

测试一下你的身体用语

回答下面的判断题,测一测你是否掌握了那些描述身体的词语。

对/错 ☐ ☐

1.你的肩膀高于你的膝盖。 ☐ ☐

2.你的鼻子低于你的嘴。 ☐ ☐

3.你的肩膀位于你手指的远端。 ☐ ☐

4.你的膝盖位于你脚趾的近端。 ☐ ☐

5.你的肩膀在你脖子的侧面。 ☐ ☐

6.你的耳朵在你鼻子的中间。 ☐ ☐

7.你的肩膀肌肉在你的肩胛骨外面。 ☐ ☐

8.你的鼻子在你的头骨里面。

答案:1.对 2.错 3.错 4.对 5.对 6.错 7.对 8.错

器官——膀胱、生殖器和大肠末端等。

身体的各个部位

了解自己身体的每一个部位叫什么是很有用处的，而且当你弄清楚这些部位的名称时，你会觉得十分有趣。下面列举了一些部位的正式名称。许多人体部位（body parts）的命名是根据相邻骨骼的特点而来的。快看看你知道几个：

⊕ 头部（head）分成许多区域：脑门（forehead）又叫前额（frontal），鼻子（nose）指鼻骨外面的部分，眼睛（eyes）是眼眶（orbital）里面的部分，口腔（mouth）又叫口（oral），脸颊（cheek）又叫面颊（buccal），头顶的骨骼叫作头盖骨（cephalic），头的最下面是下巴（chin）。

⊕ 脖子（neck）又叫作颈（cervical）。

⊕ 手臂（arms）分为几个区域：胳肢窝（armpits）又叫腋窝（axilla），上臂是从肩膀到肘部的部分，从肘部到手腕的部分叫作前臂（forearms）。手腕（wrists）又叫腕（carpal）。手（hands）是由手掌（palms）、大拇指（thumbs）和其他手指（fingers）组成的。大拇指也可以叫作拇指（pollex），其他手指叫作指（digits）。

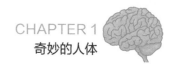

⊕ 躯干前面的部分是胸（chest），也叫作胸口（thorax）。胸以下是肚子，也叫作腹部（abdomen）。肚脐眼（belly button）又叫脐（umbilicus）。躯干的后面（back）由上半部（背部，dorsum）、下半部（腰部，lumbar）和屁股（臀部，buttocks）组成。臀部里面有髋骨，又叫骨盆（pelvis）。

⊕ 下肢或者说腿（legs）也分成几个部分，较正式的说法是：从髋部到膝盖是大腿（thighs），膝盖骨又叫髌骨（patella），膝盖以下是小腿，然后是脚踝（ankles）。脚（feet）的上面叫作足背，脚底的部分叫作足底（plantar surface）或足弓。最大的脚趾（toes）叫大拇指（hallux）。脚后跟（heels）也叫踵（calcaneal）。

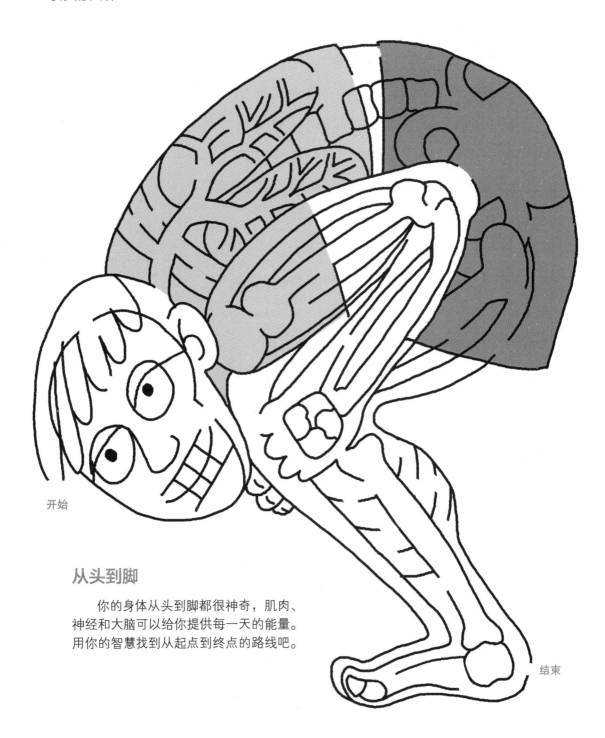

从头到脚

　　你的身体从头到脚都很神奇，肌肉、神经和大脑可以给你提供每一天的能量。用你的智慧找到从起点到终点的路线吧。

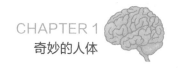

奇妙动作背后的秘密

身体做出的各种动作也有它们自己的名字，其中一些耳熟能详的，你应该听说过。当屈肘把饮品送到嘴边时，你就是在做屈臂动作。当重新伸直手臂时，你是在做伸臂动作。当走路或跑步时，你在不停地屈腿和伸腿。当点头时，你完成了一个屈颈和伸颈的动作。当攥拳再松开时，你是在屈指和伸指。当以腰为轴鞠躬时，你是在屈体和伸体。

试一试

动作和节拍

你可以在跳舞的时候感受许多身体动作。播放一些动听的舞蹈音乐，根据音乐节拍试着做一些动作。例如，弯曲和伸展你的手臂、腿，并转一转头，再以臀部为轴旋转身体，两条腿轮流地转动一下。瞧，你跳得真不错！

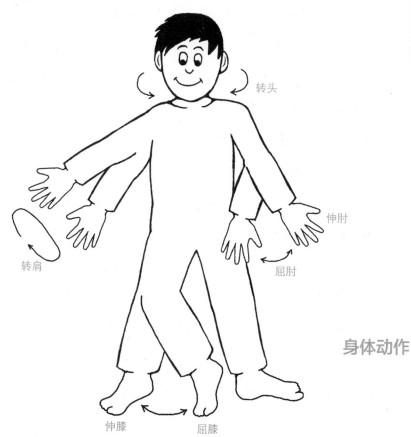

转头

伸肘

转肩

屈肘

身体动作

伸膝   屈膝

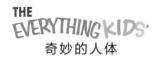

同样，你也会做许多旋转的动作。当摇头时，你是在转动头部。你也可以转动手臂和腿。当转动手掌使它朝上时，你是在往身体外侧（远离身体的方向）转动手臂。当转动手掌使它朝下时，你是在往身体内侧（靠近身体的方向）转动手臂。当转圈时，你是在旋转整个身体。

构成人体的基础材料——细胞

正如大厦是用砖建成的，构成你身体的"砖"叫作细胞（cells）。人的身体就像一台复杂的机器，数万亿细胞协同工作，才能使它保持平衡。像你的整个身体一样，每个细胞都会生长，适应环境，对刺激产生反应，能够自我修复，消耗能量，并会繁衍后代。

细胞是由许多重要的部分组成的：

⊕ 细胞膜（cell membrane）：细胞有一个保护层叫细胞膜，它能确保只有正确的物质进出细胞。

⊕ 细胞质（cytoplasm）：在细胞膜里，众多微小细胞器连同包含它们的水介质叫作细胞质。每个细胞器都有一项重要的工作——保证细胞和身体的正常运转。

⊕ 细胞核（nucleus）：细胞核就像细胞的大脑，控制着细胞的运作。同时，细胞核内含有DNA，携带着你的所

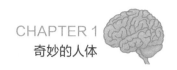

有遗传信息。

⊕ 核糖体（ribosomes）：外形像小颗粒一样，在细胞质当中流动的一种细胞器。核糖体是合成蛋白质的地方。

⊕ 线粒体（mitochondria）：数量众多的线粒体是细胞制造能量的场所。它们将糖分解，制造出一种能源物质——三磷酸腺苷（ATP），为细胞活动提供动力。

⊕ 溶酶体（lysosomes）：它们是细胞的垃圾处理器，含有消化酶类的小液囊，会吸收并分解那些细胞不需要的东西。它们还会杀死入侵人体的细菌和病毒。

以上仅仅是细胞里众多细胞器（organelles）中的一小部分。

你需要知道的词语

细胞器

细胞器是细胞内的"微小器官"，完成许多在生命活动中必不可少的工作。

细胞和细胞器

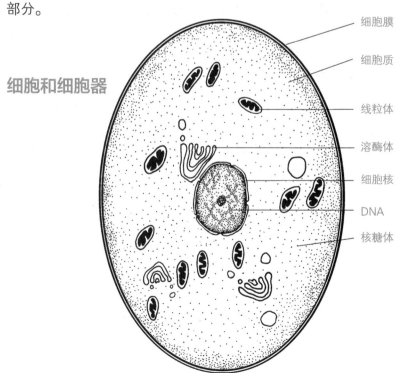

细胞膜

细胞质

线粒体

溶酶体

细胞核

DNA

核糖体

从细胞到你

　　人体中有很多种细胞，每一种都有它自己的重要工作。简单来说，细胞包含肌肉细胞、骨细胞和血液细胞。每一种细胞都以略微不同的作用来满足它们在人体中所扮演角色的需求。例如，肌肉细胞能伸能缩并且能快速恢复原状，从而满足肌肉所需要的活动方式。另外，神经细胞不会伸缩和扩展，但它有一条很长很长的尾巴，这条尾巴能把信号从人体的一部分传递到另一部分，这正是神经系统所需要的。

　　相同的细胞组合起来形成组织。例如，很多肌肉细胞形成了肌肉组织。两个以上的组织组合在一起形成我们的器官，就像心脏和肺。很多器官组合在一起形成一个脏器系统，就像你的消化系统。所有的脏器系统组合起来形成一个生物体，就像你！从你最小的组成部分到你的整个身体，你经历了从细胞，到组织、到器官、到脏器系统，再到你自己的过程。

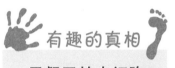

有趣的真相

早餐里的大细胞

　　人体细胞小到肉眼看不见。你必须借助显微镜，才能观察自己身体中的细胞。然而，并不是所有细胞都这么小。一枚鸟蛋就是一个细胞。你刚才看到大细胞了没？也许就在面包片的旁边。

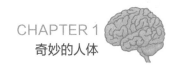

恭喜！这是一个细胞

　　细胞不能永久存活。随着时间的推移它们会衰老或损伤，甚至死亡。随着你长高变大，你需要更多的细胞来替换这些衰老受损的细胞。于是，细胞通过分裂来产生新的细胞，从而进行自我复制和替换。细胞分裂可能比你想象的要复杂。这个过程不仅是一个细胞一分为二，里面的DNA也要精确地复制下来并一分为二。科学家把细胞分裂的过程划分成许多重要的阶段，并将这一过程命名为有丝分裂（mitosis）。

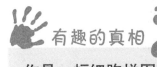

有趣的真相

你是一幅细胞拼图

　　你是由多达100万亿个细胞组成的。如果你要把这个数字写下来，你要在"1"后面写上14个"0"。这可是一个相当大的数字啊！

拼出一个身体

　　将这些"细胞"块拼成一个"组织"，然后再拼成一个"器官"。看你最后拼成的是什么？找出并推断出每个拼图块的去向，再把上面的文字抄在相应的空白拼图块上，然后借助英文字典来看一看这句话的意思吧！

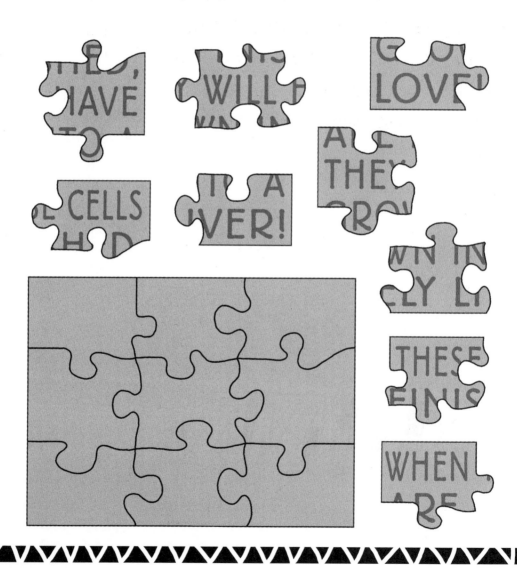

你的遗传物质

你体内绝大部分细胞的细胞核里都有DNA。但DNA是什么样子的呢？从生理上来说，DNA呈一条很长的双螺旋链子，这条链子再拧紧和盘绕起来形成一种像蝴蝶形状的结构，叫作染色体（chromosomes）。你的每个细胞核里都有46条染色体。每一条染色体都承载着数百（有时是数千）个存储于DNA当中的基因（genes）。基因决定着你身体的一些特征。例如，它们决定了你头发的颜色、眼睛的颜色、是否过敏、体型、口味、你可能会患有的疾病（如糖尿病），以及其他很多特征。这就是DNA被称作遗传密码（genetic code）的原因。它以蛋白质（proteins）作为"砖"，利用自己搭载的遗传密码为"地基"，来构建你的这些特征。

你需要知道的词语

染色体

染色体是由DNA和蛋白质紧密盘绕形成的蝴蝶状结构，位于我们的细胞核里。

基因

基因是你从父母那里得来的遗传因子。每个基因决定了你身体一个或一个以上的特征，像你的眼睛或头发的颜色等。基因表达的过程是通过编译蛋白质来进行的，这些蛋白质具体表达你的相应特征。

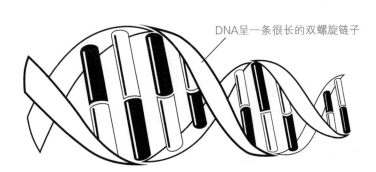

DNA呈一条很长的双螺旋链子

蛋白质的力量

蛋白质为什么那么重要，原因有如下几点：

⊕ 蛋白质是构建一切生命体的"砖"。它们是机体中每一个细胞和组织的组成部分。

⊕ 蛋白质几乎在所有身体机能中都发挥着作用。

⊕ 蛋白质为细胞传达命令。

⊕ 蛋白质可以用于制造更多的DNA和蛋白质。DNA所做的最重要的事情之一就是复制自己。这一点很重要，因为随着你的成长，你的细胞在不断地分裂并制造新的细胞。每一个新的细胞都需要复制一套精准而完整的DNA。

你是人还是老鼠

考虑到人的复杂程度，科学家曾经认为我们可能有上千万个基因。在人类基因组计划（Human Genome Project，HGP）成立之后，科学家解析了人类和其他物种的基因，他们惊奇地发现我们其实只有不到3万个基因！这和一只老鼠的基因数量几乎相同。

尽管我们的基因中只有大约3万个带有标定蛋白质所需的密码，但这些基因相互混合和搭配，就可以制造出12万种以上人体所需的蛋白质。这种混合和搭配的过程被称为选择性剪接（alternate splicing），它解释了为什么我们能

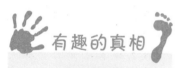

有趣的真相

数数基因

不同的物种有不同数量的基因。这是不是意味着人类拥有比其他物种多得多的基因呢？并不是这样！以下是你可能知道的一些物种所拥有的基因数量：

⊕ 人类有大约3万个基因；

⊕ 老鼠有大约3万个基因；

⊕ 蛔虫有1.91万个基因；

⊕ 果蝇有1.36万个基因；

⊕ 大肠杆菌有3200个基因。

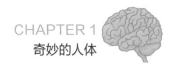

以数量如此少的基因达到如此高的复杂程度。

当好基因变坏时

很多疾病是基因不能正常工作所导致的。在对基因的工作机制有了新的认识之后，科学家开始进行基因治疗（gene therapy）。如今，一些神奇的手段可以治疗不正常的基因，这包括：

⊕ 科学家在有些情况下可以在人的基因组（genomes）中加入新的基因，以代替不工作的原有基因。

⊕ 科学家在有些情况下可以修复不正常的基因，使它重新正常工作。

⊕ 科学家在有些情况下可以控制基因开启和关闭的时刻，从而控制它在机体中的运作。

基因治疗尚在研究阶段并且极少用于人类，但在动物试验中的良好效果表明其前途无量。

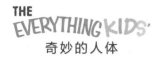

你身体里的各种系统

身体里的每一个系统都担负着很多重要的工作，并且需要和其他身体系统（body systems）共同协作，才能保持人体的正常运转。人体系统有许多种，例如：

⊕ 皮肤系统（intergumentary system），俗称皮肤（skin），支撑和保护你整个身体。

⊕ 骨骼系统（skeletal system）就像房屋的房梁一样，从内部支撑你的身体，并且为你的肌肉提供附着点，这样你就能运动了。

复制商店

当一个DNA片段需要复制自己的时候，它像拉链一样从中间拉开，然后添加新的蛋白质结构单元来填补每一侧的空缺位置。这样便制造出了和原始片段一模一样的两个复制品。你能找出下面这6条DNA片段中，哪两个互相匹配吗？

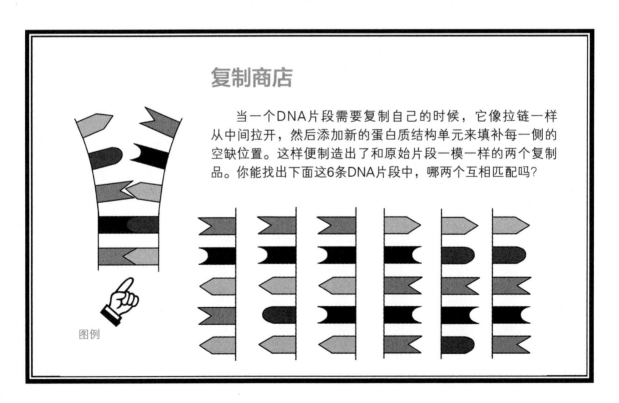

图例

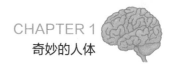

⊕ 肌肉系统（muscular system）向你的骨骼提供牵引力以帮助你运动。肌肉的运动还能够产生热量来保持你的体温。

⊕ 神经系统（nervous system）控制着其他所有的身体系统。它通过电脉冲来接收信息和传递命令，真可谓身体运作的指挥官。

⊕ 内分泌系统（endocrine system）能够产生激素类物质，与神经系统一起控制你的身体功能。

⊕ 循环系统（circulatory system）能够将营养物质和氧气输送到你需要的地方，再将各组织器官产生的代谢废物输送到相应的地方。

⊕ 呼吸系统（respiratory system）能够带给你需要的氧气，带走你不需要的二氧化碳。

⊕ 消化系统（digestive system）能够分解你所吃的食物，为你的身体提供能量。

⊕ 生殖系统（reproductive system）是制造新生儿的地方。

连一连

将下列器官和它所属的系统连线。

胃	皮肤系统
卵巢	骨骼系统
皮肤	肌肉系统
甲状腺	神经系统
心脏	内分泌系统
肺	循环系统
大脑	消化系统
颅骨	呼吸系统
肱二头肌	生殖系统

答案：胃—消化系统；卵巢—生殖系统；皮肤—皮肤系统；甲状腺—内分泌系统；心脏—循环系统；肺—呼吸系统；大脑—神经系统；颅骨—骨骼系统；肱二头肌—肌肉系统

CHAPTER 2

皮肤是你的护甲

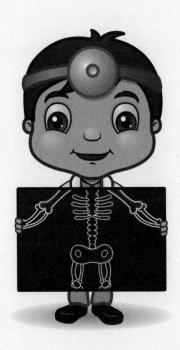

你需要知道的词语

皮肤

皮肤是动物体表面的坚硬外层，将动物体包裹并封闭起来。

血管

血管是一个由中空管道组成的复杂网络，覆盖并且深入机体的各个部分，包括动脉、静脉和毛细血管。

你最外层的器官

你可能知道覆盖着自己全身的那层东西叫皮肤，但是你知道它实际上也像心脏、肝脏和肾脏一样，是你的一个器官吗？作为器官，你的皮肤分为两层或更多，每层都具有特殊的功能。它实际上是人体最大的器官，构成了你身体7%的重量。这意味着，如果你的体重是50千克，仅皮肤就有3.5千克重！皮肤由大约50万个细胞组成。每一寸皮肤都布满了神经、汗腺（sweat glands）、血管（blood vessels）和感觉器官，而皮肤的厚度却非常薄，最薄的地方只有1毫米。当然，皮肤也有厚的部分。容易与物体发生摩擦的皮肤，像你的脚后跟和手掌的皮肤，就会厚得多。然而，即便是这些部位的皮肤，厚度也不到6毫米。某些部位的皮肤，像手肘、膝盖和手指关节处会比较粗糙，而另一些部位的皮肤，如眼皮和腋下的皮肤则会很柔软和敏感。

你自身的盔甲——皮肤的保护层

皮肤由很多层组成。外层被称为表皮（epidermis）。表皮虽然薄，但实际上也分很多层，由多种不同的细胞组成，每一层都有重要的作用。外层部分是由坚硬、死亡的细胞组成，多达30层。它们在你接触外界物体的时候会被磨掉，从而起到抵抗摩擦损伤的作用。

表皮中有一层细胞能够产生黑色素（melanin），这是一种具有保护作用的有色物质（色素）。黑色素保护你免受阳光中的有害成分——紫外线（UV）辐射的侵害。有时，黑色素会聚集在一个地方形成一个小的黑色斑点，这就是雀斑（freckles）。白皮肤的人通常比黑皮肤的人有更多的雀斑。大量阳光的照射会使你长出更多的雀斑。

表皮中还有一层细胞能产生角质（keratin），这是一种坚硬的防水细胞。它们在皮肤深层形成后被推移到表层，保护你的皮肤不会过于干燥，也使皮肤免于过多水分的侵害。

有趣的真相

死皮很重要

皮肤的外层即表皮，几乎都是由死细胞构成的。即便是表皮的最深层也是如此。表皮细胞虽然是死的，但它们同样重要，因为它们能在这个充满危险的世界中保护我们。

你需要知道的词语

黑色素

保护我们免于紫外线辐射伤害的有色物质叫作黑色素。它也是形成雀斑的主要物质。

角质细胞

坚硬防水的细胞叫作角质细胞，它们在皮肤深层形成，后推移至表层对我们起到保护作用。

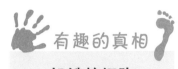

有趣的真相

饥饿的细胞

一些名叫巨噬细胞（macrophages）的细胞会吞噬细菌和其他企图侵入你皮肤中的不速之客。

深层皮肤

皮肤的深层部分为相对较厚的真皮（dermis），在那里你可以找到为全身提供养分、氧气和热量的血管。真皮里同样有感觉器官，这些器官可以告诉你外部世界对你产生了何种影响（后面章节还会介绍更多关于感觉器官的知识）。毛发的根部就位于真皮当中。油脂腺（oil glands）和汗腺也同样位于真皮。油脂腺分泌的油脂，可以形成一层保护性的薄膜，覆盖在皮肤上。这有助于皮肤防水，并减缓细菌在皮肤表面生长。汗腺通过排汗来帮助皮肤降温，避免你体温过高。

在真皮层之下是皮下组织（hypodermis）。皮下组织大部分是由一层保护性的脂肪层组成的。它像尼龙搭扣一样将皮肤和身体连在一起。你体内有一半的脂肪都位于皮下组织。

你的指纹独一无二

我们都有指纹（fingerprints），指纹是由我们手指和脚趾上的粗糙突起形成的纹路。尽管它们可能是相似的，但没有两个人有相同的指纹。指纹的作用是帮助你在拿东西的时候不让东西滑落，但是它们更为人熟知的用途是识别罪犯。

挑指纹

看看你能辨认出你的家人或同学的指纹吗？你需要准备一个印台和两张白纸。其中一张纸列出参与人员名单和他们的指纹，另一张纸剪成方形小纸条来记录指纹样本。

1.制作一个参与试验的人员名单。

2.让每个人用食指指尖按一下印台，再把指纹印在自己的名字旁边。

3.让大家把姓名写在小纸条的背面，再按一个同样的指纹在小纸条的正面。

4.将小纸条正面朝上一一摆开。

5.将小纸条上的指纹跟你名单上的指纹进行匹配。

6.看看你能否认出每一个指纹样本。

7.用小纸条背面的名字来核对你的答案。

现在，你可以开始自己的"侦探业务"了！

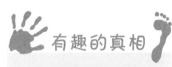

给我来点儿皮肤

皮肤覆盖你的全身。一个成年人，皮肤面积加起来能达到2平方米，这是多么大的数量！一个体重90千克的成年人，其皮肤约重6千克。

你脸红了

皮肤的真皮层有许多细小的血管，叫毛细血管（capillaries）。它们为皮肤提供氧气、营养和热量。身体暴露于冷空气中的部位，例如头和脸，会有更多的毛细血管为它们提供额外的热量。在寒冷的天气里，这对你露在外面的脸来说可是件好事。但这也意味着在脸上或头皮上划了一个很浅的伤口，就会比在身体其他部位划的伤口流更多的血，所以脸上或头皮上的伤口往往看起来更严重，流血更多。同时，这也是你害羞的时候为什么会脸红（blushing）的原因。

指纹画

在下面每一个格子中，用黑色记号笔把给出的图形加到旁边的拇指指纹上。每一个格子完成后，你都会得到一张熟悉的图片。在完成之前，你能猜出这些都是什么吗？

你需要知道的词语

稳态

身体对内部和外部的运作进行调整，使自己达到一种健康的平衡态叫稳态。对于身体来说，维持稳态至关重要。

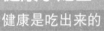

健康小贴士

健康是吃出来的

你的皮肤和身体的其他部位一样，良好的饮食习惯可以保持其健康。对皮肤好的食物包括水果、蔬菜和大量的水，这些能保证你的皮肤健康、气色好。

皮肤都为你做了什么

皮肤保护你免受外界的伤害。环境总是瞬息万变，它时而炎热，时而寒冷，时而湿润，时而干燥，时而晴朗，时而阴暗。同样外界还充满了细菌（bacteria）。有些细菌一旦进入身体，就会对你产生威胁。一层又一层的皮肤有助于你免受外界变化的影响，并防止细菌进入你的身体。这可以使身体状态保持平衡，即稳态（homeostasis）。

皮肤是一个你很容易就可以看到的器官，你肯定已经看过它成百上千次了。每天早上，你都在镜子里审视着这个保护性的器官。你皮肤的样子反映着你体内的状况，它可以为很多事情提供线索。如果你的皮肤又红又热，可能意味着你将会发热或已经感染；非常苍白的皮肤可能表示休克；起疹子表明过敏或是感染；皱纹表明年老；起水泡表明灼伤、过度劳作或是过度日晒。

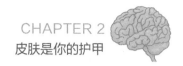

皮肤感受器

你身体中有一种感觉器官叫感受器，它能给你提供关于外界的信息。它感受信息（或刺激，stimulus），并将信息传递到大脑中加以响应——无论这些信息涉及嗅觉、味觉、视觉、听觉，还是触觉。皮肤的感觉器官只感受触觉。你的皮肤能感知到的刺激有热、冷、压力、触感和疼痛。这些刺激都被你皮肤表面下方某处埋藏的微小感受器捕捉。如果你离火太近，你皮肤中的热感受器会让你感知到。当有人抓你的胳膊，你会通过压力感受器感知到。如果这个人抓得特别紧，会触发痛觉感受器。这些感受器使你做出回应，提醒你保护自己，远离危险。

你需要知道的词语

刺激

环境中影响或干扰到你的状况叫刺激。你的身体会对刺激做出反应，从而进行自我保护。例如，难闻的气味会使你掩鼻或远远离开。

身体的盔甲

皮肤保护你免受来自太阳的有害射线的伤害。晒伤是皮肤接触了过多光照的第一个表现。下面有一个小实验可以说明晒多长时间的太阳会伤害你的皮肤。夏天的上午11点到下午3点，是太阳温度最高和光线最强的时候。但是，下面的实验在任何一个阳光充足的白天都可以进行。找一个成年人来提醒你时间，以保证你不会真的被晒伤。

1.在一个阳光充足的夏日，你要像往常一样，将暴露在外面的皮肤都涂上防晒霜，除了你的手背（仅仅是在这次实验中）。

2.给你的一只手缠上一圈绷带。

3.在外面有阳光的地方坐大约20分钟，并将你的手掌朝下放在你的膝盖上。

4.在实验当天剩余的时间里，无论走动或是坐卧都不要解下绷带（晒伤需要一段时间才会在你的皮肤上有所体现）。

5.晚上，解下绷带，对比两只手背。

6.你看到一道比周围白皙很多的皮肤了吗？那是绷带保护了这道皮肤，使其免受太阳光的伤害。

7.在你的手上涂些防晒霜，给之前未被保护的皮肤补充水分。

现在，你知道防晒霜是多么重要了吧？

你把胳膊放哪儿了

皮肤感受器能让你感知自己身体的不同部位都在哪里。这似乎是一件理所应当的事。在课上举手回答问题时，你知道自己的手举在半空——但你是怎么知道的？你看它了吗？即便你闭上眼睛，你也知道它举在半空，因为你感受到了。这一点为什么如此重要？想一下在躲避球比赛中，当球逼近你，即将击中你的时候，你是如何躲避的。现在再把这个球想象成一辆汽车、一列火车或者一条狂吠的狗。这些危险并不总是对生命造成威胁，躲避它们可能就像穿过很低的门时避免碰到头或避免在台阶上摔倒这些事一样简单。但是，对于你一生的安全来说，能够感知危险并且控制身体的活动方向，是你能够自我保护的重要前提。

感知事物

一些感觉器官能够接收传递过来的信息，因此它们被称为感受器（receptors）。所有的感受器都是神经系统的一部分。当信息传递到大脑，使你能理解它们并做出反应的时候，感觉便产生了。感受这些刺激对于保护你的身体至关重要。有一些反应是快速出现的。想象一下，当你拿起一个已经烧得滚烫的平底锅，却无法快速感觉到它散发

试一试

指尖的判断

你想测试一下身体不同部位对触感的感知程度吗？你需要准备两个形状和大小相近但不相同的小东西，像两把不同的钥匙或一个柠檬和一个酸橙。你还需要一个人来帮你完成测试。

1.蒙上你的眼睛，让一个人拿着柠檬沿着你的一条胳膊（腿）上的皮肤滚动，用酸橙测试另一条。你能通过胳膊或腿的皮肤触感区分出它们吗？

2.接下来，用你的手握住其中一个东西，在你另一只手里滚动一下。怎么样，你能说出哪个是柠檬哪个是酸橙了吗？现在你该明白了吧？你的手指可以感知到这两个东西的不同，如大小、表面结构、末端形状，你的胳膊和腿却感知不到。

31

的热量时，会产生什么后果吧！而对于某些刺激，你的大脑则会花费一些时间去反应。你是否曾经在离开屋子一段时间之后才发现自己穿得不够暖和？“冷”这个信息在几分钟之后才促使你做出反应——回去拿大衣。

有趣的真相

你怕痒吗

你知道吗，当有人挠你痒痒时，是在刺激皮肤的触觉感受器？好啦，快让挠你痒痒的人停下来吧！

你能感觉到什么

皮肤的某些区域比其他区域有更多的感受器。想一想哪些区域相比其他区域需要对触觉有更好的感知？你能猜到它们可能是哪个部位吗？如果你猜的是指尖（fingertips）的话，那么恭喜你，答对了！你大多数时候都是用手来感知事物的，即便是你看不到的时候。你的指尖有很多感受器，所以它们感知的功能很强。

健康小贴士

人为什么必须洗头

头发受你的饮食和健康状况影响。真皮层中的油脂腺围绕在每一根头发的根部，分泌油脂来保持头发的健康和柔软。这就是你必须经常洗头的原因——清洗掉堆积的油脂、尘土和粘在头发上的东西。

毛发和指甲也是皮肤

毛发（hair）也是皮肤的一部分，但是并不如真正的皮肤重要。毛发的最大作用是保护，而每一个人的毛发总数都是不一样的。你身体有些部位完全没有毛发，比如手心、脚底和嘴唇。还有些部位，比如头部，那可是长满了毛发！

敏感测试

你可以和你的朋友一起测试一下皮肤感受器的功能。你需要准备一杯冰块、一杯热水（绝对不要使用沸水）、一支带有橡皮擦的铅笔（只会用到带橡皮擦的那一端）和一张砂纸，另外还需要邀请一位成年人陪同和监督你们的测试。

1.让你的朋友把手臂放在桌子上，手心朝上。

2.让他闭上眼睛。

3.让他在触感、压力、热、冷和疼痛（向他保证你不会真的伤害他）中选一个词，用来描述他接下来的感受。

4.用铅笔上的橡皮擦轻轻碰触他的手腕，让他获得触感。

5.加大力度来制造压力（不要太过用力以免受伤）。

6.用盛着冰块的杯子底部接触他的身体，让他感受冷感。

7.用盛着热水的杯子底部接触他的身体，让他感受热感（你需要先把热水杯放在自己的手臂上来试一试，以保证杯子不会太烫）。

8.轻轻地用砂纸摩擦他的手臂，让他感到疼痛。注意！一定是轻轻地，不要真的伤害到他。

9.交换你们的角色，你自己来体会一下这些感觉。

你刚刚体会了皮肤感受器的功能！

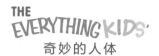
去除老化的细胞

　　在每天的每一分钟里，老化的、干枯的皮肤细胞都在从你的身体上剥离，飘落到各个角落。事实上，房间里的很多"灰尘"都是老化的细胞！划掉下面格子里所有含有"old"字母的单词，以及和"老"意思相近的单词（你可能需要查阅字典）。当你完成后，从上到下，从左到右读一读剩下的单词，找出每天你会脱落多少皮肤细胞。

GOLD	YOU	ANTIQUE	SCOLD
OUT-DATED	TOLD	AGED	SHED
COLD	TWO	FOLD	TO
THREE	HOLD	BILLION	ELDERLY
ANCIENT	CELLS	MOLD	SOLD
EVERY	SENIOR	DAY	BOLD

不同部位的毛发有着不同的作用。头发使你免受日晒和微小碰撞所带来的伤害。人体内50%的热量都是通过头部散失的，所以一头浓密的头发也有助于我们保暖。眉毛（eyebrows）挡住了从额头上流下来的汗水，让它们顺着脸的两侧流下，使你的眼睛免受伤害。你的睫毛（eyelashes）防止尘土和微小颗粒物进入眼睛。看似不起眼的鼻毛（nose hairs）也有大用处，当你呼吸的时候，它们会防止颗粒物进入你的肺。

毛发是死的还是活的

毛发只有在皮肤下面的部分是活的，在你的体表之上，处于外界环境中的部分都是死细胞，这就是你剪头发的时候不会感到疼的原因。毛发不会存活很长时间。一根眼睫毛只会存活4个月，随即脱落，被新的眼睫毛代替。不过，一根头发存活的时间可长达4年。我们每个人每天会损失掉大概100根头发。

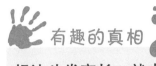

有趣的真相

想让头发变长，就去剪头发

头发每天大约生长0.3毫米，这意味着你的头发要30多天才能长出1厘米。随着变长，头发的生长会变缓。长头发会进入一个休眠期，在一段时间内完全不生长。剪一次头发可以改变这一切，促使头发重新生长。

变成秃顶

当原有的头发死亡，而又没有新头发替换，人就会变成秃顶（baldness）。这在男性中要普遍得多，通常与遗传有关，所以你可以把这笔账算在你祖先的"头上"。

鸡皮疙瘩

很多细小的毛发扎根于你皮肤的真皮层中。看看胳膊，你就能看到它们。和它们连接在一起的是人体中最小的肌肉——立毛肌（erector pili）。当你胳膊上的毛发遭遇冷空气或是你突然感到害怕的时候，这些小小的肌肉就会紧绷（收缩）并使细小的毛发竖立起来。鸡皮疙瘩（goose bumps）就是这么来的。

养长你的指甲

手指甲和脚指甲都是由皮肤构成的。你也许会对自己的指甲（nails）十分关注，将它们视为身体的一种装饰物，但指甲的真正用途是帮助你抓握和攀爬。在日常生活中，它们还保护身体两个重要的部位——手指和脚趾。指甲在你的一生中都会生长。手指甲每6周仅仅长2.5厘米，脚指甲则长得更慢些。

指甲可以反映你的健康状况。一个健康人的手指甲看起来应该是粉红色的。黄色或裂开的指甲意味着一个人没有进食充足且适当的食物或者在生病。微微泛蓝色的指甲意味着一个人的机体组织没有得到足够的氧气供给。咬指甲显示一个人处在压力之下。指甲像皮肤一样，受到饮食习惯和全身健康状况的影响。

下列单词中，有些元音是不正确的，例如"skan"应该是"skin"。找出正确元音，发现关于皮肤的有趣事实。注意：不是每一个单词都有能替换的元音。

Q: Why does your skan wranklu when you stoy tee leng in the bothtib? （提示：这句话的意思是，"当你在浴缸泡得时间太久了，你的皮肤为什么会起皱纹"。）

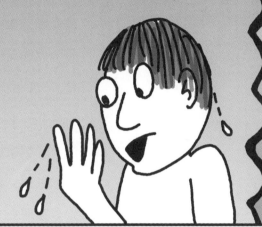

A: The eitur loyur of duod skan culls soak up wotur. Only parts of it con swull — the rust ef ut is tightly attached to thu skan indurnuoth.

割伤和剐伤——你的皮肤如何愈合

你的皮肤每天被各种各样的危险包围着，它可能被剐伤、抓伤、割伤、烧伤和挫伤。之后，它可能会肿胀、发炎和感染。大部分伤害并不会造成很严重的后果，因为你的皮肤对于应付日常生活中的剐蹭来说已足够坚固。但是，有时候皮肤也会受到严重伤害。

较小的剐伤只影响最外层的表皮，并引起新细胞的生长来替换被剐掉的那一部分。达到真皮或更深的伤害会引起身体更大的反应。如果在皮肤上有一个割伤深达血管（导致流血），心率便会增加，身体温度也会随之上升，同时皮肤会感到疼痛和压迫感，所以你能感觉到自己受伤了。接下来，你身体里会发生一连串的反应，帮助伤口愈合（具体可以参考Chapter7关于血液凝结的内容）。

有时候，你割伤的地方能够愈合得和从前一样好，使你看不出哪里受过伤。有时候，结缔组织的纤维会替代部分皮肤细胞。这些纤维看起来和周围的皮肤不一样，以后还会变得更明显。它们形成的痕迹就是众所周知的疤（scars）。

CHAPTER 3

探索你的骨骼

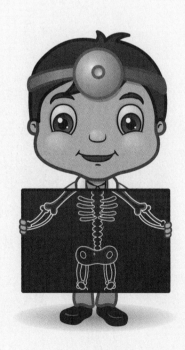

关于骨骼

你的骨骼（bones）让你保持直立。如果没有它们，你就像一碗果冻。骨骼就像建筑物里的梁一样，为你的肌肉提供支架。这是一项艰巨的工作，因为当你的肌肉工作时，它们需要强壮的骨骼进行反向拉动，就像是杠杆，从而使你能够做出动作。骨骼同样能保护你容易受伤的器官，像你的大脑就安全地藏在坚硬的头骨下，你的心脏和肺则在胸廓里。

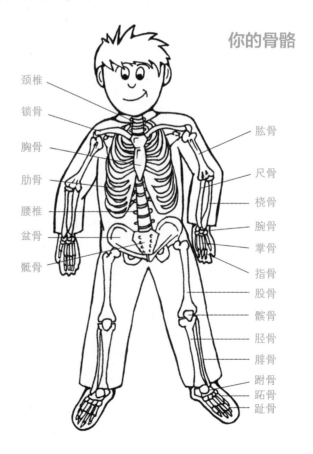

你的骨骼

颈椎
锁骨
胸骨
肋骨
腰椎
盆骨
骶骨

肱骨
尺骨
桡骨
腕骨
掌骨
指骨
股骨
髌骨
胫骨
腓骨
跗骨
跖骨
趾骨

人体有206块形状大小各不相同的骨头。最大的是股骨（femur），又叫大腿骨。它足有两只脚排起来那么长。它同胳膊和腿上的所有骨骼一样，都被称为长骨（long bones）。这些长骨的存在是为了支撑重量和承受压力，使你能够跑、跳、游泳和搬起重物。除了长骨外，你的手腕和脚踝里面的骨头是短骨（short bones），肋骨（ribs）和头骨（skull）是扁骨（flat bones），脊柱里的椎骨（vertebrae）是不规则骨（irregular bones）。人体最小的骨头是中耳里面的镫骨。它的职能和那些大的骨骼不一样，其工作是帮助声音穿过耳朵让你能够听见。

你强壮的骨骼

骨骼如此强壮是因为它们是由坚硬的矿物质——钙（calcium）、磷等构成的。这些矿物质帮助骨骼抵抗腐蚀，这就是为什么我们现在仍然能够找到数千万年前的恐龙骨骼。骨骼里的矿物质也是人体的储备粮。当你体内没有足够的钙时，你的身体会分解骨骼里的钙质来弥补不足。骨骼同样也储存少量脂肪以备人体所需。

造血

骨骼也是制造血细胞的地方。骨髓（bone marrow）每天会生产数百万的血细胞。这项工作非常重要，因为血

你需要知道的词语

椎骨

椎骨是一群小块的、形状不规则的骨头，它们连接在一起就组成了脊椎。

健康小贴士
牛奶来救援

你的身体生长和自我修复需要钙的协助。如果你没能从饮食中摄取足够的钙，身体就会从骨骼中偷走钙。所以，当你在长身体的时候，要想保持骨骼的健康，一定要喝足够多的牛奶。

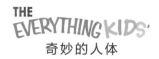
细胞只能生存极短的时间，而你的身体对血细胞的需求却是永久的。为此，骨髓每秒钟就可以制造多达100万个血细胞来代替消耗的部分。

你的头骨布满了洞

头骨是人体最复杂的骨骼群之一。它看上去是一大块中空的骨头，实际上它是由22块骨头连接在一起组成的（不包括下颌骨）。头骨承担着重要的工作，其中最重要的就是保护你脆弱的大脑。它还保护你的眼睛和耳朵的内部结构，固定你的头、脸和脖子的肌肉。头骨前面的骨头，即面骨，负责塑造你的脸型和样貌。这就是你每天早上在镜子里看到的脸。面骨里面还分布着分管味觉和嗅觉的器官。头骨和下颌骨（jawbone），也称作下腭骨（mandible），一起支撑牙齿（teeth），开启食物和空气进入体内的通道。

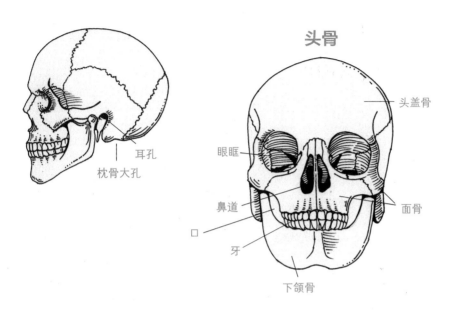

头骨

头盖骨

眼眶

鼻道

口

牙

面骨

下颌骨

耳孔

枕骨大孔

你头上的孔

　　头骨上确实有很多孔洞，每一个都有它重要的作用。视神经（optic nerves）通过两个专用孔，将你的眼睛和大脑连接起来，使你能够看见外面的世界。头骨左右两侧各有一个孔，声音穿过它们进入耳道，让你能够听见。还有一些是血管的进出孔，可以引导血液流入和流出大脑。与之类似的还有神经的进出孔。最大的孔洞供脊髓（spinal cord）穿过，使其从大脑延伸出来，进入起保护作用的脊椎之内，沿着你的背部向下延伸。

有趣的真相

发育缓慢的头骨

　　当你出生时，头骨的每块骨头还没有发育完全，并没有长合在一起。这是为了确保分娩时，头骨可以被挤压得更小来使你顺利出生。另外，随着你的成长，大脑也会长大，头骨也随之生长。在你2岁左右，头骨每块骨头之间的缝隙会被结缔组织填满，并逐渐闭合。

什么声音

你的身体里有3块极小的骨头。它们实在太小了，3块骨头加在一起也只有你小手指的指甲那么大！这些小骨头有一项非常重要的工作。当它们一起振动时，你的大脑中就会产生一些神奇的反应。这到底是怎么回事呢？根据下面给出的线索找出答案吧！

——把数字从1到16连接起来。

——把字母从A到L连接起来。

——把图下单词的字母重新排序，再根据数字提示猜出它们代表的字母，组成新词，使之成为一句话。

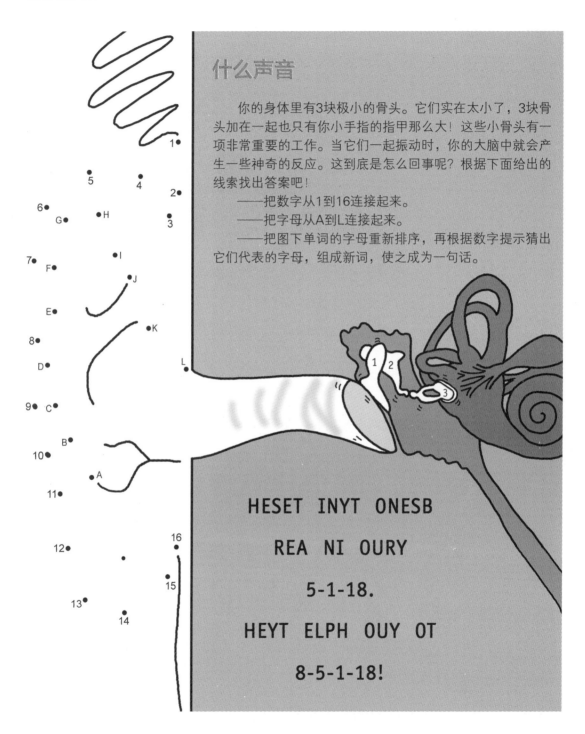

HESET INYT ONESB

REA NI OURY

5-1-18.

HEYT ELPH OUY OT

8-5-1-18!

你的支柱——脊椎

你的脊椎并不只是一块骨头，它是由很多块叫作椎骨的骨头组成的。椎骨像拼图那样组合在一起，构成你的脊椎。脊椎从颅骨的底部一直伸展到臀部，并为肌肉提供一个有力的支撑。这些强壮的肌肉将你的胳膊和腿与躯干连接到一起。

颈骨连在脊椎上

你的颈部有7块椎骨，它们被称作颈椎（cervical vertebrae）。胸椎（thoracic vertebrae）有12块椎骨，它们在你的上背部并且连接着肋骨。腰部有由5块椎骨组成的腰椎（lumbar vertebrae）。紧随着腰椎的是骶骨（sacral nerves），最后是尾椎（coccyx），也叫尾骨（tailbone）。这些骨头都被强力的纤维组织——韧带（ligaments）和数量众多的肌肉连接在一起。它们协同工作，使我们能够保持直立和行走。

有趣的真相

站得笔直

有人告诉过你要站得像笔一样直吗？事实上你的脊椎并不是笔直的。从侧面看，它是一个S形。这个形态让它像弹簧一样既有力又富有弹性，让我们能够跑动和跳跃。同时，它还能帮助背部支撑肩部、挺起胸部，但是它需要消耗很多能量才能整天保持这个形态。

脊椎

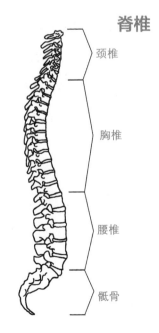

颈椎

胸椎

腰椎

骶骨

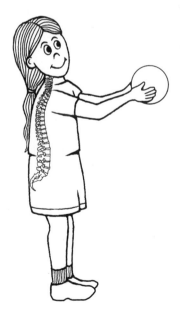

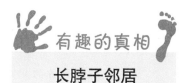

有趣的真相

长脖子邻居

和你一样，长颈鹿（giraffes）也有7块颈椎，只是每一块颈椎都很长。

你需要知道的词语

颈部

带有"颈"字的词一般都和你的脖子有关。"颈椎"就是脖子里面的骨骼。

保护你的脊柱（vertebral column）

脊椎的每一块骨头都有一个空心环，它们连接成长长的椎管。通过这个管道，脊髓就可以从大脑到达臀部。脊髓悬浮在脊髓液（spinal fluid）中，当你运动时，脊髓液可以在来回的撞击中保护脊髓。脊髓里面的神经负责将大脑中的信息往身体其他部位传递，告诉肌肉需要做什么（你可以在Chapter5里了解到更多关于神经的内容）。

人体减震器

在每两块椎骨之间都有垫状缓冲物——椎间盘（discs），来减少我们跑步和跳跃带来的震动。当你运动时，这些缓冲垫为你的背部提供弹力和力量（弹性）。人体下背部的椎间盘容易受伤，这常常是由只靠背部的力量举起重物造成的。受伤后的椎间盘会突出到一侧来，压迫神经从而引起疼痛。人们称之为椎间盘突出（slipped disc），需要外科手术来修复。

你的胸腔里容纳了什么

做一个深呼吸，你能感到胸部的扩张吗？这就是你的胸腔（ribcage），也叫胸廓，保护着里面的心脏和肺。胸廓是由12对——总共24根肋骨组成。它们依靠背部的12块胸椎和前面的胸骨支撑。胸骨（sternum）是扁骨，位于胸部的正中间，如果你找准位置是可以摸到它的。肋骨之间有强壮的条状肌肉来帮助它们连接在一起。

胸廓是非常重要的部位。除了保护你的心脏和肺，它还能够帮助你呼吸。当你吸气时，肋骨间的肌肉能提拉你的肋骨，让它们伸展开来。肺叶连接着胸廓内部的肌肉，这些肌肉像吸盘一样，在你吸气时向外提拉肺叶，这样空气就被推入肺中了。

肋骨受伤时不要深呼吸

当你跌倒或是进行曲棍球、橄榄球这些激烈的运动时，你也许会摔断肋骨。受伤的肋骨没有办法打石膏固定，医生会用绷带把你的胸部紧紧缠上来支撑胸廓。但问题是，胸廓不是固定不动的。你每次呼吸，肋骨都要扩张并分离，使空气能够进入肺部。如果你的肋骨受伤了，呼吸时就会非常疼！甚至仅仅是些许的移动，也会震动你的胸廓，因为它连接在脊椎上，而脊椎会随着你的动作弯曲和移动。肋骨受伤后呼吸要放轻，几天之内尽量不要做太大的动作，这样才能痊愈。肋骨伤处的疼痛是一个信号，告诉你应该放松身体，使伤处获得休养。

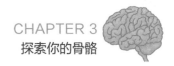

有趣的真相

祖父母为什么"缩小"了

你可能注意到你的祖父母不像从前那么高大了。他们变矮了吗？答案是肯定的！人们随着年龄增长会变矮。这不是因为他们的骨骼变小了，而是椎间盘被长年挤压而变平了。它们占据脊柱25%的长度，这相当于到了你祖父母的年纪时，你会缩短大约5厘米的身高。

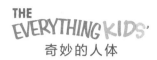
你的手臂和腿

你的手臂和腿是身体中用处很大的部分。腿让你能够行走、跑跳，即便只是站着排队，也需要用到腿。手臂能够完成所有你想做的事情，从吃东西到翻开这本书都需要手臂。这些工作是由很多块骨骼共同协作完成的。

你的双臂，包括双手，共有60块骨头，其中双手共有54块骨头。当你做一个雪球或是洗一副扑克牌的时候，很多骨头都在同时工作。你上臂（从肩到肘）的长骨叫作肱骨（humerus），前臂（从肘到腕）的两块长骨叫作桡骨（radius）和尺骨（ulna）。每只手的基部有8块（两只手共16块）形状各异的小骨头，叫作腕骨（carpals）。每个手掌有5块又长又薄的掌骨（metacarpals），你可以从手背摸到它们。每只手的手指部分有14块指骨（phalanges），其中大拇指有2块，其余每根手指有3块。

哦，你的腿上也有很多骨头

和手臂一样，你的双腿（含脚）也有60块骨头。腿的长骨比手臂的长骨要粗长，因为你的腿要支撑身体的重量，这项工作可是很繁重的！事实上，你身体中最长的骨头就是股骨，也叫大腿骨。小腿的两块长骨（从膝盖到脚踝）叫作胫骨（tibia）和腓骨（fibula）。大腿骨和小腿骨相连接的地方是膝盖，覆盖在膝盖上的是髌骨，也叫膝盖骨。每只脚的脚踝都有7块形状各异的小骨头（两只脚一共14块），叫作跗骨（tarsals）。每只脚的脚掌有5块长的薄薄的跖骨（metatarsals），你可以从脚背摸到跖骨。和手指一样，每只脚的脚趾有14块趾骨。

你需要知道的词语

跗骨

跗骨位于每只脚的脚踝部分，含7块小骨头，其中最大的两块连接着小腿的胫骨。

骨头连连看

将骨头和对应的身体部位连上线。

上臂　　　　　颅骨

腿（小腿）　　脊椎

膝盖　　　　　股骨

前臂　　　　　髌骨

胸　　　　　　胸廓

脚　　　　　　肱骨

手　　　　　　跗骨

大腿　　　　　腕骨

头　　　　桡骨和尺骨

背　　　　胫骨和腓骨

答案：上臂——肱骨；腿（小腿）——胫骨和腓骨；膝盖——髌骨；前臂——桡骨和尺骨；胸——胸廓；脚——跗骨；手——腕骨；大腿——股骨；头——颅骨；背——脊椎

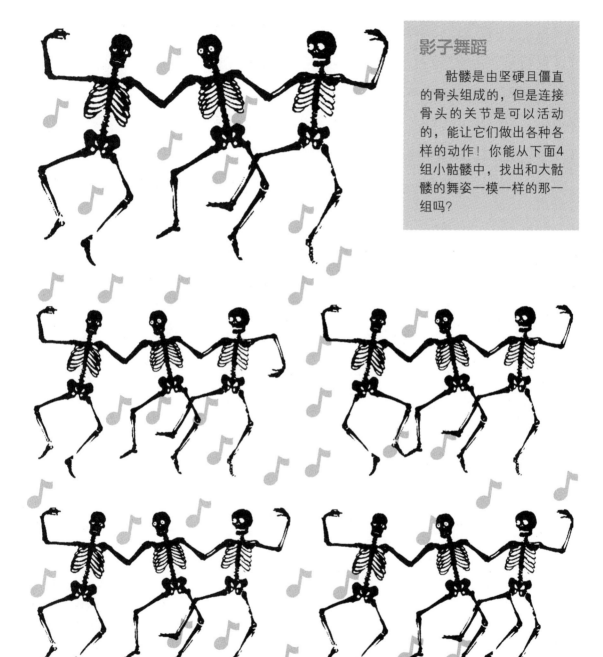

影子舞蹈

骷髅是由坚硬且僵直的骨头组成的，但是连接骨头的关节是可以活动的，能让它们做出各种各样的动作！你能从下面4组小骷髅中，找出和大骷髅的舞姿一模一样的那一组吗？

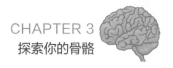

关节帮助你行动

骨骼之间是由关节（joints）相连接的。人体内有超过230个关节。我们通常认为关节是大量弯曲和各种动作发生的地方。这没有错，但是关节对于保持骨骼连接在一起也是很重要的。如果你每次弯曲膝盖，骨骼都会分离，那么你根本无法走到学校。事实上，有一些关节连接得极为紧密，完全不能活动，例如连接你牙齿和下颌的关节。当你的乳齿换成恒齿后，你的牙齿就被关节固定住不能再移动了。这些关节是限制牙齿运动的，所以牙齿只有在意外撞击中才会掉下来（不要尝试这样做）。

膝盖的弯曲

关节可以进行各种运动，但是运动方式并不一样。人体有很多种关节，可以进行很多种运动，这本书中我们只研究其中两种——屈戍关节（hinge joints）和球窝关节（ball and socket joints）。

关节

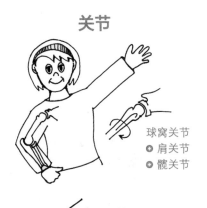

球窝关节
- 肩关节
- 髋关节

屈戍关节
- 肘关节
- 膝关节
- 指关节

你需要知道的词语

韧带

韧带是连接骨与骨之间的致密结缔组织，能够帮助关节保持稳定。

健康小贴士
加强锻炼

保护关节健康的一种途径是保持肌肉的强壮。肌肉覆盖在关节周围，为关节提供力量，避免它们受伤。因此，充足的锻炼能够保持肌肉的强壮和关节的安全。

屈戌关节像铰链一样，只能向前和向后运动。你的肘关节、膝关节和指关节都属于屈戌关节。它们的运动范围受限，但都是很稳定的关节，这让它们更善于承重。下一次你举起一块石头时，注意观察肘关节只做单向运动时是多么有力和稳定。你的膝关节也是如此，而且它们还要负担你整个身体的重量。所以，当你摔倒或磕碰时，膝关节会承受很大的压力，很容易受伤。幸运的是，强壮的肌肉和韧带能够保护你的膝关节免受这些日常磨损。

你熟悉球窝关节吗

球窝关节活动范围比较广泛，这使得骨骼可以在关节里转圈。你的肩关节和髋关节都属于球窝关节。这些关节的活动范围比你身体的其他关节都要大。这一点很重要，因为只有这样你才能把东西举过头顶或悬挂在手上。如果没有球窝关节，爬树和爬梯子会变得很困难。不过，由于活动范围广，这些关节不像屈戌关节那样稳定。

对人们来说，特别是从事激烈运动的运动员来说，肩部从肩关节脱出并不罕见。这种伤非常疼，叫作肩关节脱位（shoulder dislocation）。这个名字将病征描述得非常到位——上臂的肱骨顶部确实从肩关节里脱出了。很明显，这时的手臂就不能再随意移动了，直到医生把肱骨放回原

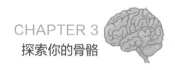

来的地方才能恢复。

髋部球窝关节移动范围相对较小，因为它们被韧带和肌腱紧紧地固定住了，比肩关节要稳定许多。这一点十分重要，否则你永远不能爬山、滑雪和跳舞了！

危险！棍棒和石头能够将骨头打折

尽管骨骼很坚硬，但它们依然会受伤。在皮肤下发生的无创伤断裂，叫作单纯骨折（simple fractures）。这可能发生在你从自行车上摔下来的时候。遇到这种情况，医生首先会把骨头接上，放回原位，然后为你的患肢打上管形石膏夹。在8~12周之后，你的骨头便会愈合。骨头断裂处的细胞会生成新的骨头，过一段时间断裂处就会重新长在一起了。

还有一种更糟糕的骨折叫复合骨折（compound fractures）。这种情况下，断裂的骨头会穿透皮肤。这种情况很严重，因为骨骼断裂处呈现一个锋利的、参差不齐的边缘，所以很难愈合。同时，断骨周围的肌肉和皮肤也受到了损伤，需要治疗。这种类型的骨折经常发生在滑雪运动或者交通事故中，它们需要更多的时间来愈合。

还有一些骨折来自运动损伤，这种由于强力扭曲造成的骨折叫螺旋形骨折（spiral fractures）。尽管螺旋形骨折没有复合骨折那么严重，但是它也会伤害其他组织，因而也需要很长的时间来愈合。这种骨折经常发生在足球或者橄榄球这些激烈的运动中。

单词连线

在右边的字母格中找出下面这些关于身体部位的单词。然后，你可以试着找一找，这些词可以和周围哪些字母组合成复合词。第一个单词与它形成的复合词已经给出。

TOOTH（牙齿）	ARM（手臂）
HEAD（头）	EYE（眼睛）
LIP（嘴唇）	LEG（腿）
THUMB（拇指）	HAND（手）

```
N W O I F T E J L O A D D T
H E A D J O H M T J G E L T
I K T S L D I R Q R G O Y A
M C F O O I R A B O L S K S
E I A R C E P R K O A M C I
G T L L K A P O F M A I I S
T S O O D H O W N D O G P T
H J P I L T R T O O T H J F
U M N E O T D D E R A N I F
M C T E Y E J U M A Z Y S U
B O O M E R A V E R H O W C
J T A C K T Y E L H A N D J
```

看透你

医生可以通过拍摄X光片来判断骨头受伤的程度。X射线（X-ray）比日光具有更多的能量，当其照射人体时，它是能够穿过人体的。但是，它并不能穿过人体的全部组织，能够穿过的部位主要是软组织。骨骼的密度很大，X射线无法穿过，这就可以帮助医生看清楚骨骼的情况。医生会把胶片放在受伤的骨头后面，开启X射线照射骨头。X射线会穿过你的身体，在胶片上显示成像，骨头的断裂处就被清晰地照出来了。这是一个多么有用的工具！尽管X射线功能强大，但由于其存在辐射，很危险，所以医生会使用低剂量的X射线，并且用铅围裙来保护你，只让需要的部位暴露在辐射中。

衰老的骨骼

随着人的衰老，有时候人的骨骼会变得脆弱。这叫作骨质疏松症（osteoporosis）。有些得了骨质疏松症的老人，虽然没有摔倒或受伤，他们的骨头也会断裂。你可以想象这有多么让人提心吊胆。一般来说，大部分人在一生中都会有一两次骨折。如果你保持正确的饮食习惯，受伤的骨头会愈合得很好。但要注意，不要骨折太多次！

寻找骨骼

要是有机会的话，你可以仔细观察一下猫头鹰的呕吐物——食丸，从里面找到未消化的动物骨骼。这可能听起来比较恶心，但确实很有意思。猫头鹰吃掉一只老鼠，会吐出一个包裹着骨头和毛发的小球。科学家们会收集并给这些食丸消毒，所以你可以买到食丸。上网搜索或者看本书后面附录里给出的网址，查找卖猫头鹰食丸的网站。另外，你还需要准备几张旧报纸、3个纸盘、几根牙签、白胶和镊子（如果你有的话）。

1.把旧报纸铺在桌上，再把3个纸盘放在报纸上。

2.把你的猫头鹰食丸放在其中一个盘子里。打开外面包着的锡纸，小心地把食丸拿到盘子里。

3.用牙签拨开食丸，你会看到一些白色的骨头。把骨头挑出来并清理干净。这时，你可以用手指去捏骨头，但是结束后记得用肥皂洗手。记住，这些食丸是经过消毒的。

4.把清理干净的骨头放在另一个干净的纸盘里。

5.当所有的骨头都挑出来并且清理干净后，把第一个纸盘连同里面的残骸一齐扔掉。

6.现在对比老鼠骨骼的照片（照片应该是和食丸配套售卖，或者你可以在网上查找）来分辨你清理出来的骨骼。你可以把骨头按它们在骨架中相应的位置摆放好。

7.用白胶把骨头一块一块地粘到第三个纸盘上。把盘子放好晾干。

8.胶水干了以后，你可以把名称写在每块骨头的旁边。至此，你拥有了第一个动物骨骼收藏品！

CHAPTER 4

肌肉需要多锻炼

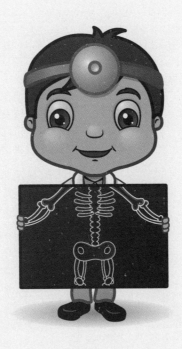

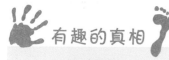

有趣的真相

颤抖吧

如果你的身体感觉非常冷，它就会自动获取一些热量。其中最常见的方法就是让骨骼肌自行移动，换句话说就是哆嗦。这意味着你需要马上到暖和一点儿的地方去。

肌肉是什么

肌肉是推动身体的"机器"。所有的肌肉都由纤维束构成，这些纤维束可以挤压变小（收缩，contract），可以伸展再变长（舒张，relax）。肌肉的收缩和舒张是你能够运动的前提。当你翻开一页书时，你手臂的肌肉就是经过收缩和舒张才让这一动作得以完成的。

是肌肉使你能够长时间地保持直立。也许你并没有注意过，重力始终作用在你身体上，将你拉向地面的方向。经过漫长的一整天后，肌肉会变得疲惫，你也许会瘫坐进沙发里，把头仰到沙发背上。这时候，重力赢得了这场"拔河比赛"。睡觉时，你平躺在床上，让肌肉在几小时的睡眠里恢复它们的力量。

肌肉甚至还可以让你感到温暖。你注意过跑步之后会发生什么吗？你的身体会流汗。你会脱下运动衫，用手在脸旁扇风，这是因为大量肌肉在工作时会释放热量。

肌肉是如何工作的

肌肉有着神奇的能力。我们知道肌肉使动作得以完成，保持直立，保护关节，还可以为我们保持体温。但它们是怎么做到这些的呢？肌肉有着一些特殊的功能，来为我们完成这些工作。

➕ 肌肉具有兴奋性。这意味着，大脑和身体发出的信息，能够使肌肉兴奋，做出反应。

➕ 肌肉可以自主收缩。这意味着，当你绷紧肌肉的时候，它们能改变形状。在受力时，其形状可以从又长又薄变得又短又粗。它们在一瞬间就能完成收缩过程。

➕ 肌肉可以伸展。当你放松肌肉时，它们会舒展和扩张。

➕ 肌肉是有弹性的，这也是最重要的一条。这意味着它们能一遍又一遍，来来回回地改变形状，并且在展开之后能够缩回原来的形状。

肌肉是怎样从又长又薄变得又短又粗的呢？你身体里的每一条肌肉都由成百上千条微小的肌纤维构成。当一条肌肉收缩时，所有的微小纤维彼此间会做相对滑动，形成一个更短但是更粗壮的大块肌肉。这就像是把两堆扑克牌交叉着摞成了一堆。

试一试

感受肌肉

你看到过健美运动员依靠弯曲手肘来收缩肌肉，从而使二头肌变得更大吗？这一现象反映的就是，所有的肌纤维滑行到一起，变成更短更紧实的肌肉。你可以请求一个自己认识的人（这个人的肌肉要相对发达），例如你的父亲，让他收缩臂部肌肉，然后你触摸感受一下那块肌肉。尽管是同一块肌肉，收缩后，它会比放松时更加紧实和粗壮。

你经历过在长时间的足球比赛中腿部严重痉挛（cramps）的情况吗？这种痉挛很疼，感觉就像是所有肌肉都挤在了一起，卡在收缩状态无法放松一样。事实也正是如此，这就是肌肉痉挛。你的骨骼肌需要能量、矿物质（例如钙和钾），用以在运动时完成收缩和舒张。如果你流汗过多，使矿物质大量流失，导致能量严重供应不足，那么你的肌肉就可能被卡在收缩状态。因此，在运动过程中要注意休息，喝点儿矿物质饮料或者吃一些点心。

随意肌——你能指挥的肌肉

你的身体里有3种肌肉——骨骼肌（skeletal muscles）、平滑肌（smooth muscles）和心肌（cardiac muscles）。

骨骼肌几乎占据了你体内肌肉总量的一半。你可以按一按大腿、小腿肚或手臂，这时你按到的都是骨骼肌。在游泳、跑步或攀爬时，这些肌肉能够让你的手臂和腿运动起来。有时候，骨骼肌也被叫作随意肌（voluntary muscles），这是因为你能控制它们。你可以自主决定是走到一个地方关上电视还是去遛遛狗，是向一个朋友微笑还是扔一个雪球，是舔一个圆筒冰激凌还是追捕一只蝴蝶。你的大脑指挥这些肌肉来完成动作。

当你想要运动时，一个信号从大脑传输到腿或手臂的骨骼肌，就像一道电流一样。肌肉强有力地快速收缩的同时，它也会拉动自己连接的骨骼来使你动起来。

一对拉力

肌肉一般是成对进行工作的，但这对肌肉运动的方向却是相反的。你能用6对意思相反的词语来描述下面这两个人吗？

1._____

2._____

3._____

4._____

5._____

6._____

1._____   4._____

2._____   5._____

3._____   6._____

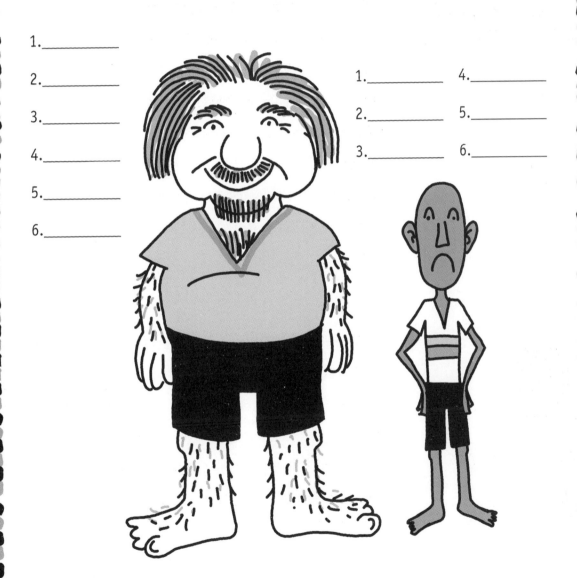

你需要知道的词语

肌腱

肌腱是将肌肉连接到骨骼上的粗壮纤维束。

成对工作的肌肉

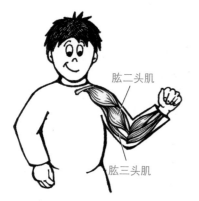

肱二头肌

肱三头肌

肌腱保护着你的肌肉和骨骼

由于骨骼肌需要承受重量，所以它们被严密地包裹和保护起来，使自己变得更强壮。承担这个重任的是一层由致密结缔组织形成的膜，它的作用就像是在骨骼肌外面包裹了一层收缩塑料膜一样。这些膜状物紧连在肌腱（tendons）上，再由肌腱连接到骨骼上。一块肌肉可以由不同的肌腱连接到不同的骨骼上。举一个例子，前臂肌肉能使你的手指弯曲和伸展。一块叫作指伸肌（extensor digitorum）的肌肉，同时连接着食指、中指和无名指。当它收缩的时候，会和其他的肌肉协同工作，来使你的手掌张开。

成对的肌肉

骨骼肌是成对工作的，因为每个动作通常包含两种运动。仔细想一想，当你翻一页书的时候，你展开肘关节，伸出手臂去捏住那页纸，这是一组肌肉运动。然后，当你翻动那页纸的时候，你会弯曲肘部，把你的手臂往回拉，这是另一组相反的肌肉运动。完成这个动作看起来像是经过了很多思索，做了很多努力，但是事实上它仅仅发生在一瞬间。

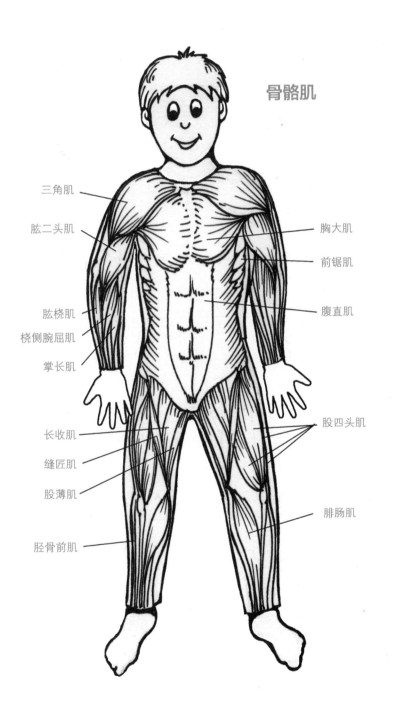

骨骼肌

三角肌
肱二头肌

肱桡肌
桡侧腕屈肌
掌长肌

长收肌
缝匠肌
股薄肌

胫骨前肌

胸大肌
前锯肌

腹直肌

股四头肌

腓肠肌

试一试

有趣的手指

前臂肌肉能使你的手指弯曲和伸展。有的手指比其他手指能获得更多肌肉的帮助。你的食指得到的帮助就非常多，所以它被使用得也更加频繁。得到帮助最少的手指是无名指，所以它几乎总和中指一起活动。对此，你可以测试一下。将你的手平放在桌子上。依次抬起你的手指，并尽可能地抬高。注意，每抬起一根手指，其他手指要保持平放在桌子上。你会发现，抬起拇指、食指、中指、小指都没有任何困难，但是如果没有相邻手指的帮助，无名指是无法抬高的。

协同运动，完成动作

骨骼肌弯曲关节时是成对工作的。在你弯曲肘关节的时候，你可以感受一下每一块肌肉的工作。

1. 用你的左手抓住右臂肩膀和肘之间最宽的部分。你的左手拇指在下，其他手指在上。不要抓得太紧，左手手指能感觉到右臂肌肉就可以了。

2. 伸直你的右臂并握拳，然后慢慢弯曲肘关节。

3. 再次伸直你的右臂。

4. 慢慢地重复几次伸缩动作。

5. 当你屈肘的时候，为你工作的是上面四根手指能摸到的肱二头肌。你能感觉到它在收缩的时候变短并聚拢了吗？握紧拳头再试一次。

6. 当你伸直或展开胳膊时，正在工作的是下面大拇指能摸到的肱三头肌。当它收缩时，你能感觉到它变短和聚拢了吗？

7. 你也可以试试有着相同效果的另外一组肌肉：握住你的小腿肚子，再屈你的脚。它们真的是在成对工作！

皱眉还是微笑

有一个流传了超过70年的说法："皱眉需要50条肌肉协作完成，但是微笑仅仅需要13条，所以还是微笑吧——微笑更容易！"这个说法对吗？认定是哪几条脸部肌肉用于微笑或皱眉是几乎不可能的，不过的确是微笑更好。

在下面每一个空白的脸上画出正确的表情，然后连接出一条以"皱眉"和"微笑"交替出现，并以"微笑"为结尾的路线。如果你的路线中出现"发呆"或"调皮"，就说明你走错了路。

微笑　皱眉

调皮　发呆

开始

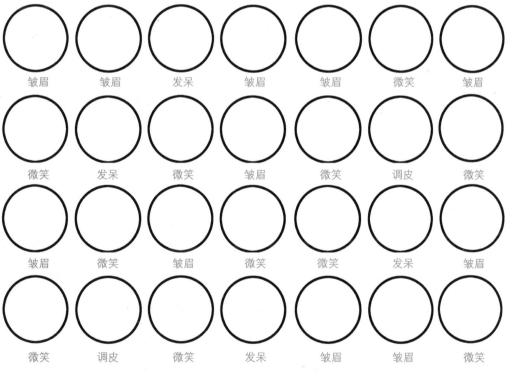

皱眉	皱眉	发呆	皱眉	皱眉	微笑	皱眉
微笑	发呆	微笑	皱眉	微笑	调皮	微笑
皱眉	微笑	皱眉	微笑	微笑	发呆	皱眉
微笑	调皮	微笑	发呆	皱眉	皱眉	微笑

结束

你需要知道的词语

横膈膜

横膈膜是分离胸腔和腹腔的一层圆顶状肌肉，又叫膈膜。肺位于膈膜的上方，并连接在膈膜上。当你吸气的时候，膈膜被向下拉，使肺也被向下拉。膈膜像吸血一样将肺打开，使肺内充满氧气。膈膜正是用这种方式帮助你呼吸。

试一试

平稳地工作

做一次深呼吸，你能感觉到胸腔的扩张吗？当你吸气的时候，肺在扩张，呼气的时候，肺又恢复成原来的形状。肺部之所以可以这样，是因为表面布满了平滑肌。平滑肌不需要你做出如何呼吸的指示，就可以完成工作。

不随意肌——不听你指挥的肌肉

你很难控制或完全不能控制的肌肉叫作不随意肌（involuntary muscles），它包括平滑肌和心肌。大脑和身体发出的信号会直接告诉这些肌肉做什么，根本就不需要让你知道。

当你在忙其他事情的时候，分散在身体各处的平滑肌做着重要的工作。它们能像骨骼肌一样收缩和舒张，但是过程要缓慢得多，所以它们可以工作很长时间而不会感到疲劳。平滑肌排列在你所有器官的器官壁上，例如胃、肺、膀胱和横膈膜（diaphragm）。平滑肌呈片状延伸，互相连接在一起，所以它们像团队一样一起收缩。器官工作时的扩张和收缩都离不开平滑肌。想一想，在你的感恩节晚餐上，有多少胃部肌肉在工作！

平滑肌帮助血液流动

你所有的血管上也覆盖着平滑肌。血管包括静脉和动脉，负责全身的血液输送。这是一项非常重要的工作，因为当你运动时，你的身体需要更多的氧气。这时，你会努力地呼吸，通过血液把氧气运送到各部位的骨骼肌里。排列在血管上的平滑肌使血管扩张和收缩，以维持你的血液流动。你不需要告诉身体去这样做，所以平滑肌的运动是听你指挥的，但是你能通过心脏的跳动感觉到它的存在。

你的心脏是块肌肉

另一类不随意肌是心脏上的肌肉部分——心肌。心脏绝大部分是由肌肉组成。心肌很像骨骼肌——在快速而有力的收缩后就会舒张。但是，心肌的工作是不受你意识支配的，这一点像平滑肌。心肌像一直运转的泵一样，不分昼夜地维持着你血液的运转。即便你已经睡着了，它仍在工作。心脏所有的肌肉都是连在一起的，以有节律的伸缩来保持血液通过心脏。随着每一次心跳，心肌都会收紧，使血液从心脏流向各个方向，供身体需要的地方使用。

你的面部肌肉

最重要的骨骼肌并不是个头大的那些，而是面部肌肉（face muscles）。面部肌肉有两种：一种能帮助你微笑和皱眉，叫作面部表情肌；另一种帮助你在吃饭时磨碎食物，叫作咀嚼肌。

咀嚼肌带动下颌做开闭运动，使你的牙齿能够嚼碎食物，以便吞咽。咀嚼肌包括颊肌，颊肌推挤食物，使它们保持在牙齿之间的位置，让你更好地咀嚼（mastication）。颊

有趣的真相

用进废退

肌肉需要经常活动，才能保持活力。如果一个人因疾病卧床不起，肌肉很快就会开始变得衰弱。如果整天躺在床上不运动的话，你的肌肉会流失大约5%的能量。所以，每天赖在沙发上，用不了一星期，你就会流失掉肌肉里大部分的能量。做一个极其懒惰的人是很不利于身体健康的。

你需要知道的词语

咀嚼

嚼碎食物的动作叫作咀嚼。

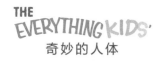

肌非常重要，没有它，你就会挨饿。舌头（tongue）也是一块重要的肌肉，它先帮你混合和搅拌食物，然后再帮着你把食物咽下去。舌头在发音上也起着重要的作用，使你能够出口成章。试想如果没有舌头，说话将变得多么困难！

做鬼脸

面部肌肉承担的工作有很多。大多数面部肌肉都是成对

表情游戏

你可以通过面部表情向周围的人传达自己的心理感受。下面来做一个游戏，看看面部表情是怎么工作的。

1.找一些小纸条，并在上面写下这些情绪：高兴、悲伤、恐惧、大怒、郁闷、困乏、生气、大笑、哭泣、烦恼、掩饰、惊讶和尴尬。注意，每张小纸条上只能写一个表情。

2.把每一张纸都折叠起来，放到一个碗里，使它们混合在一起。

3.你和朋友们每人抽取一张纸条，然后根据纸条上的内容，大家轮流做出相应的表情。

4.当一个人在做表情时，其他人都来猜一猜他所表达的情绪是什么。

你也许不能将所有的表情都猜出来。有些情绪很复杂，仅仅通过面部很难表达出来，但是你能从这个游戏中体会到，面部表情肌对于交流是多么重要。

的，它们位于面部两侧，协同完成工作。有些复杂的工作是在很多面部肌肉参与下才得以完成的。眨眼、微笑、皱眉、张开鼻孔、挤眉弄眼、挑眉毛、噘嘴、扮鬼脸、哈哈大笑甚至接吻都需要专门的肌肉！并不是所有动物都有这么多的面部肌肉。你的狗也许能龇牙和眨眼睛，但是它不能挤眉弄眼、咧嘴笑、噘嘴和皱眉。

面部肌肉在人类的交流中是非常重要的。有时候，仅仅通过观察人们的面部表情，你就能说出他的感受。一个人可以利用面部表情表达高兴或悲伤，也能利用它吓跑别人或表示欢迎。由此可见，面部肌肉虽然并不强壮，个头也不大，但是它们有着非常重要的作用。

面瘫

面部神经（facial nerve）控制着脸颊上的面部表情肌。有时候，面部一边的神经发炎，那边所有的肌肉就都会失去控制，这一现象被称为面瘫。面瘫会引发一些奇怪的、令人苦恼的问题。由于整边脸都瘫痪了，所以当你想微笑的时候，只有正常的那边脸能笑。麻痹（palsy）的那半边脸是松弛的，眼皮也会下垂，甚至连那一侧的舌头都失去了味觉。

试一试

眼部练习

你可以试着锻炼一下眼肌（eye muscles）。把你的手肘放在桌子上。下巴放松，放在两只手的手背上，以防止你的头部转动。在确定你的头无法转动的情况下，尽你所能地向右看和向左看。然后，在同样的情况下，尽你所能地向上看和向下看。这就是你眼部肌肉的运动范围。别看太长时间，因为它们很快就会疲劳。看完后，你要闭上眼休息一会儿。

你需要知道的词语

麻痹

麻痹是指某个地方的肌肉变得僵硬（无力），有时还会伴随着颤动。

69

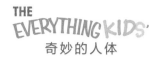

奇妙的人体

健康小贴士
重影

当眼部肌肉不能正常运作时，人的眼睛就会出现聚焦问题，即复视。通过加强对眼部肌肉的锻炼，复视一般可以得到矫正。如果严重到一定程度，就需要通过外科手术治疗。

眼部也有肌肉

你每只眼睛周围都有一套肌肉。这些肌肉体积很小，叫作带状肌肉，让你可以在头部不动的情况下来回移动眼球，也可以让你在头部移动时盯住一个物体不动。带状肌肉属于你体内可以快速移动的骨骼肌（随意肌）。在你需要的时候，它们会迅速做出反应，保护你远离外界的危险。在撞击的一瞬间，你是否会马上闭上眼睛呢？这可要感谢能做出快速反应的眼部肌肉呀！

停不下来了

有时候，你的某一块肌肉会不受控制。当这块肌肉受到刺激时，它会产生痉挛，挤进挤出像发疯一样。它把空气快速拖入你的肺部，迫使喉咙内壁的薄片震动你的声带，产生一种非常独特的声音。这是怎么回事？在下面的方形格子中，找出画着竖线的格子，并将它们涂满颜色。

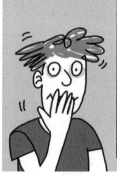

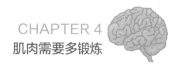

微小的肌肉

人体内还存在比脸部肌肉更小的肌肉。这些肌肉非常微小，其中最小的位于中耳。它们附着在两块微小的耳骨上——锤骨（锤形）和镫骨（镫形）。当你听到声音的时候，这些肌肉就会收缩，分开骨骼，保护内耳免受过大震动的伤害。噪声越大，它们收缩得越厉害。在音乐会上，这些肌肉可是得到了真正的锻炼。它们也是少数完全不受你控制的骨骼肌中的两块。

直立

另一种微小的肌肉位于皮肤，负责固定每一根细小的毛发，被称为"立毛肌"。这个名字的意思是"使毛发竖立的肌肉"，很好地描述了它们的工作。当你因为寒冷或害怕而打了一个寒战的时候，这些微小的肌肉就会收缩，使毛发直直地立起来。毛发直立的同时，还

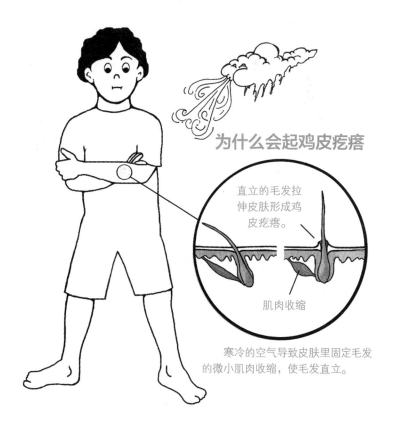

为什么会起鸡皮疙瘩

直立的毛发拉伸皮肤形成鸡皮疙瘩。

肌肉收缩

寒冷的空气导致皮肤里固定毛发的微小肌肉收缩，使毛发直立。

把周围的皮肤拉了起来。这时，你就会看到鸡皮疙瘩。

立毛肌是平滑肌的一种，但它们并不听你的指挥。下一次，当你在寒冷的天气里起鸡皮疙瘩的时候，你就应该知道是立毛肌这种微小的肌肉在发挥作用了。

CHAPTER 5

你有些神经过敏——神经系统

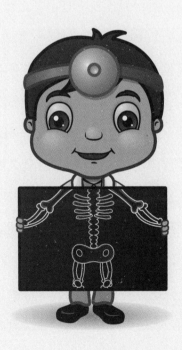

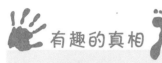

晚餐铃响了

一些动物能够接收其他动物的神经系统和肌肉发出的电信号，这叫作电感知（electroreception）。电感知帮助鲨鱼（sharks）在海洋中捕获猎物。也就是说，鲨鱼能够探测鱼类和人类发出的微量电脉冲！所以，鲨鱼不是靠眼睛捕捉移动的目标，而是电信号引导它们找到晚餐。

紧张的工作

神经系统通过巨大的连接网络控制着你身体的各项工作。它让身体中的各个部位各司其职，保证其在平衡状态下运转顺畅。神经系统是个"飞毛腿"，它传递信息的速度快如闪电。事实上，和闪电一样，这些信息也是电信号。如果你能看见身体发射的全部电信号，你就会时刻处于一场烟花表演中。神经系统在你睡觉的时候也在不停地忙碌着。

神经系统的三项工作

神经系统有三项主要工作：

1.神经系统的第一项工作是将外界获得的信息也就是刺激带入。数百万感受刺激的神经细胞叫作感受器（sensory receptors），所以这里讲述的刺激也可以看成是一种感觉输入（sensory input）。你早上醒来，看见穿过窗户的阳光，闻到锅里正煎着培根，听到母亲喊"早餐准备好了"，此时的你获得了三种感觉输入。你好像是刚注意到这三种刺激物，但事实上，你的脑一直在从身体的各类感受器中获得感觉输入。你之所以知道自己热、冷、饿、渴、困、疼、痒、躺下、站起、跌倒或者被蜜蜂蜇了，都是因为你的脑获得了刺激，并反馈给你那是什么。

2.神经系统的第二项工作是决定怎样处理所有的

感觉输入。在这个过程中，神经系统把刺激和你将要做的事情集成或联合在一起，所以科学家将其命名为整合（integration）。你的脑把早晨的阳光、美味的培根、母亲的呼唤整合在一起，然后告诉你——起床，穿衣服!

3.神经系统的第三项工作是触发作用。这项工作叫作运动反应或运动输出（motor response/output）。你的肌肉回应指令做出反应。你跳下床，穿衣服，然后跑向早餐。你可以把神经系统的这个功能想象成使汽车运转的发动机。发动机意味着行动!

你需要知道的词语

整合

整合就是把要素结合在一起，形成一个更大、更复杂的整体，以便解决问题。在神经系统中，信息（或刺激）被送入脑中，脑来决定如何回应。

什么是神经

进出大脑的信息是由神经细胞（nerve cells）传递的。神经细胞（神经元，neurons）传递神经冲动就如同电线传递电信号一样。神经细胞有一个接收信息的胞体，还有一条很长的尾巴，叫作轴突（axons），用以传递信息至终点站。这些轴突比最细的线还要细，它们聚集成束，遍布全身。我们通常意义上的神经，指的就是这些轴突。数千条神经每时每刻都在你体内各处传输着信号。神经的分支越分越细，从身体的每一块肌肉和每一寸皮肤带走并留下相应的信息。

你需要知道的词语

树突

树突是神经细胞上的短小分支，能够接收和传递神经信号。

每一条神经都像一条有着无数分支的高速公路，只不过上面运行的不是汽车，而是信息。这些分支就是神经细胞的轴突，承载着高速运动的信息。数百万的神经细胞没日没夜地工作着，它们聚集在一起，组成神经。当神经抵达目的地的时候，神经细胞就会分散开，一一连接到目标上。信息通过被称作树突（dendrites）的微小指状凸起传递到肌肉或腺体上。

越过沟壑

有时候，信息会在身体中运行很长一段距离，这就

神经细胞

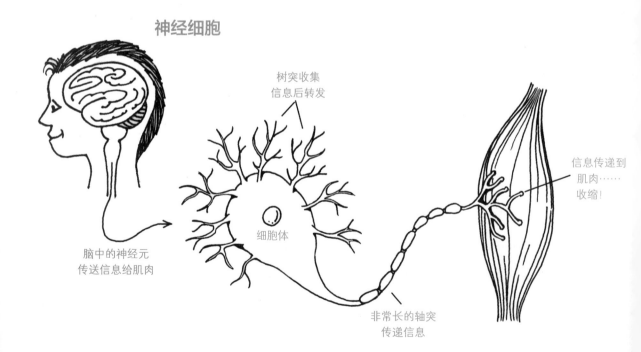

树突收集
信息后转发

细胞体

脑中的神经元
传送信息给肌肉

非常长的轴突
传递信息

信息传递到
肌肉……
收缩！

需要两个神经细胞协作完成。第一个神经细胞通过它的树突把信息传递给下一个神经细胞。第二个神经细胞利用长长的轴突把信息传递到最终目标。两个神经细胞之间，或者神经细胞和目标肌肉之间的细小连接部分，叫作突触（synapses）。如同水流经软管涌出喷头，信息到达轴突末端，流入树突的众多分支中，然后跨过突触间隙，抵达目的地。然而，跨过突触间隙的并不是电信号，取而代之的是化学信息。神经传导的整个过程非常快。

总揽大局的神经

神经系统包括脑（brain）、脊髓以及脑和脊髓延伸出来的所有神经。尽管神经系统的各个组成部分同属于一个工作部门，但科学家们把它们分成两个小组：中枢神经系统（central nervous system）和外周神经系统（peripheral nervous system）。

中枢神经系统包括脑和脊髓。前面说过，脊髓位于脊椎骨构成的保护性骨质通道里，沿着你的背部向下延伸。中枢神经系统是身体的总指挥，它接收信息，判断信息，再发出指令。外周神经系统是除了中枢神经系统之外的所有神经，包括从脊髓和脑（即脊神经和脑神经）延伸出来的神经。

试一试

快速的信息

你可以测试一下脑完成一项工作到底有多快。记住，你的脑可以接受刺激，整合信息，并发出运动反应。准备好了吗？开始！以你最快的速度，放下这本书，然后鼓掌。你用了多长时间？

你需要知道的词语

外周神经系统

外周神经系统是指脑与脊髓之外的所有神经。外周的意思是"位于事物外缘的"，而外周神经正是从脑和脊髓外缘延伸出来的所有神经，这个词真是生动形象。

极好的和粗劣的

　　对一些人来说，西蓝花是一种吃起来还不错的蔬菜，但对其他人来说就是地球上最恶心、可怕、粗劣、难吃的东西！这到底是怎么回事？一般情况下，人嘴里有大约1万个味蕾，而有些人的味蕾数量却是正常人的2倍。这些人对那些吃起来有些苦的东西，比如西蓝花，极度敏感。

　　仔细观察下面各个图形，破译分数密码，找出味道研究者给这些挑剔的食客起的特殊名字。

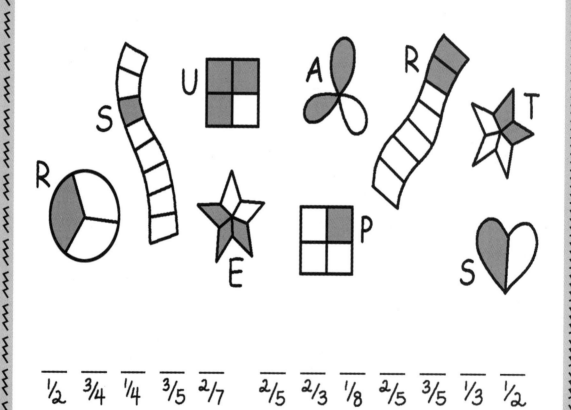

$\frac{1}{2}$　$\frac{3}{4}$　$\frac{1}{4}$　$\frac{3}{5}$　$\frac{2}{7}$　　$\frac{2}{5}$　$\frac{2}{3}$　$\frac{1}{8}$　$\frac{2}{5}$　$\frac{3}{5}$　$\frac{1}{3}$　$\frac{1}{2}$

谁是工程总指挥

看看脑，难以想象它对你的生命是如此重要，而且它控制着你做的每一个动作，说的每一句话，想的每一件事。脑的平均重量不到2千克，它很柔软，颜色是粉红色，像核桃般满是褶皱，又像是一团奇怪的珊瑚礁。

脑有三个主要部分——大脑（cerebrum）、小脑（cerebellum）和脑干（brain stem）。脑的形状像一个蘑菇，脑干是蘑菇的柄，大脑是蘑菇的帽，从四周垂下来将柄的顶部遮盖得严严实实。小脑位于脑的后方，在大脑之下，并被大脑包裹。

脑的各个部分

大脑

顶叶（触觉，味觉）

额叶（思维，语言）

枕叶（视觉）

颞叶（听觉）

小脑

脑干

脊髓

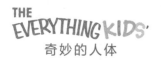

大脑是脑中最大的部分，约占整个脑的85%，由两块成对的部分组成。这两部分叫作脑半球（brain hemispheres），其中部连接在一起。大脑看上去就像是你剥开核桃的外壳并完整取出来的核桃仁一样，它的上面也覆盖着纵横交错的脊和沟。

大脑

大脑由几个部分组成，每个部分有着不同的职能：

⊕ 大脑的前部叫作额叶（frontal lobe），这就是你众多想法迸发出来的地方。语言中枢位于额叶，你能看懂这本书上的话并对它们进行思考，正是额叶在起作用。另外，你身体的活动能力也来自这里。

⊕ 大脑的两侧部分称为颞叶（temporal lobes），这就是你处理和理解所听到的声音的地方。如果你听到了火警铃发出的声音，那么你不仅是听到了这一声响，而且还明白它的含义。

⊕ 大脑非常靠后的部分叫作枕叶（occipital lobe），你的视觉中枢就位于这里。当你摔倒撞到后脑勺的时候，你之所以有时会看见点点亮光（眼冒金星），就是因为枕叶受到了撞击——你撞到了视觉中枢！

⊕ 大脑后半部分的上方是顶叶（parietal lobe），这一大块区域具有感受功能。从牙疼到脚趾骨折的疼痛，你所有的感知过程都会在这里进行。

什么是灰质

大脑的内部和外部是不同的。它有一个外层，像是一棵树的树皮，叫作大脑皮质（cerebral cortex），颜色是灰色的。人们有时候也叫它灰质（gray matter）。所有的神经细胞体都连接在灰质上，所以它就像是脑中之脑。

大脑内部绝大部分都是白色的。在这里，所有神经细胞的轴突从它们的胞体（位于灰质内）延伸出来，并向下穿过脊髓，从各个方向到达身体的其他部分。

大脑灰质决定了你的人格。它让你说话、倾听、理解别人说的话，让你记得今天早上和去年发生的事，让你能够感知周围的情况，如炎热、寒冷、气味和景象，并且能够理解它们意味着什么。灰质同样也使你的身体能够对这些情况做出反应。

这里有一个例子可以说明灰质的运作途径。如果你突然意识到自己闻到了烟味，你可能会愣几秒去想是什么东西的味道，但随后你就会明白过来并采取行动。你可能会一跃而起去查看烟是从哪儿来的。如果是火引发的，你可能会判断它是否小到自己可以去扑灭它，还是你应该马上

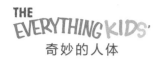

逃离出去并寻求救援。这些思索和决定取决于你对火灾相关知识的记忆，你对火情大小的判断，以及你做事时表现出来的处理问题的能力。它们是一系列思维的复杂集合，但它们只花费了几秒钟的时间来告诉你该做什么。这就是你的灰质——大脑皮层为你做的。

一台运转良好的机器——小脑

小脑是位于相对肥硕的大脑后下方的一团又小又圆的部分，它只占脑的10%，但却是一个十分重要的部分。它的职能是确保你的动作都能顺畅完成，并且你不用思考怎么完成这些动作。就像一台由许多运转着的零部件组成的发动机一样，小脑帮你的身体将平衡和运动整合起来，这样你才能做事情。想想看，爬楼梯这么容易的活动，你就需要动用到全部肌肉、神经和感官。那么，玩双杠又会怎么样呢？如果小脑在事故中受伤，那么你之后走的每一步都会变得蹒跚而又困难。当你跑动的时候，小脑像一台运转良好的机器一样，指挥着你身体许多部件的活动。

脑干

脑干的职能是默默地监管一些重要的身体机能，如心率、呼吸甚至是咳嗽。这些机能有时候被称为下级功能，因为你不用对它们进行思考，它们就能一直拼命工作。然而，它们仅仅被叫作"下级"功能，但这并不意味着它们不重要。不管脑干遇到何种意外，你的全部身体功能都会停止，包括心跳。另外，所有进出脑和身体的信息也都要通过脑干。由此可见，脑干对大脑的重要性就如同水果把儿对水果本身的重要性。

额外保护

脑和脊髓悬浮在一种保护性的液体（脑脊液，cerebrospinal fluid）中，这种液体像缓冲垫一样包围着脑和脊髓。脑脊液外面还包裹着一层坚硬的组织，叫作脑膜（meninges）。这些东西在你奔跑跳跃时会避免脑和脊髓与四周碰撞。如果你的脑受到了撞击，就会得脑震荡（concussions），这会使你感到眩晕甚至昏厥。一次严重的脑震荡会损伤你的脑。

信息高速公路——脊髓

脊髓从脑的底部一直向下延伸，位于肋骨的另一侧，容纳在脊椎构成的保护性骨质通道内。它是所有进出脑的信息的流通通路。根据你目前获得的神经系统的知识，你能说出脊髓是由什么组成的吗？它是由成千上万非常长且比头发丝还细得多的轴突组成的，这些轴突携带着进出大脑和身体的信息。

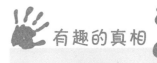

有趣的真相

中风和脑

中风（strokes）意味着一个人的脑血管被血栓堵住了，从而阻碍血液流到脑的其他部分。如果血液不流动，那就没有氧气运输，脑的一部分就会死亡。因为脑控制着一切行为，所以人一旦中风，某些行为就会失去控制。如果中风发生在脑控制语言的区域，你就会失去说话的能力。

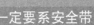

健康小贴士
一定要系安全带

车祸导致死亡的首要原因，就是头部遭受撞击造成的脑外伤。因此，无论开车还是坐车，一定要系好安全带，这样就可以防止你的脑袋撞上挡风玻璃，否则脑会受到相当严重的撞击。

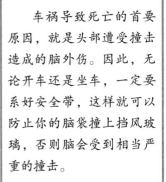

瘫痪

当某人瘫痪了，他身体的某一部分就失去了知觉而且不能动。

如果脊髓受伤或是损坏，信息便无法进出脑。也就是说，你身体中那段损坏的脊髓将无法向脑发送信号，因此原本由其管辖的那部分身体不会再有知觉。同样，损坏的脊髓也无法接受来自脑的信号，因此它管辖的那部分身体也不会动。这叫作瘫痪（paralysis），而且可能是永久性的。

紧急反应

有时候，你需要对一个刺激做出快速反应——像你突然用手握住一只滚烫的平底锅——刺激不会行至大脑，而是仅仅绕脊髓行进一周，产生一次快速反应，这叫作脊髓反射（spinal reflex）。把手从平底锅上拿开是反应结果，它会保护你不被烫伤，这一过程是不需要脑告诉你该做什么的。

外周神经系统

外周神经系统将你身体的其他部分与脑和脊髓连接起来，负责信息的进出。进来的信息叫感觉输入。神经将感觉输入带到脊髓和脑（中枢神经系统）。当你早晨醒来，看到阳光照进你的卧室，这个信息就会通过神经进入你的脑。同样的还有培根的味道和妈妈的呼喊——神经获得气味和声音的信息，并传送到脑中，使你能够感知它们。

外周神经系统传递着各种各样的信息，这些信息来自你身体的各个部位，包括皮肤、肌肉、关节甚至内脏。如果你吃了很多食物，你就会意识到自己吃多了，很不舒服。你是怎么知道的呢？外周神经正在把信息带入脑中，然后你的大脑便会说——别再吃馅饼了！

传出脑的命令

外周神经系统的第二个职能是将信号传出来——运动输出。如果脑想让肌肉动起来，它会发送出信号，并通过外周神经传到肌肉，让你行动起来。你追过校车吗？这就是你的外周神经系统接到脑中传出的指令，而使你的腿快速行动起来的结果。

健康小贴士
缓慢愈合

如果你在事故中损伤了胳膊或腿上的外周神经，那么从损伤点到手指或脚趾末端的部分就会出现一定程度的瘫痪，直到神经重新长好。然而，神经生长得非常缓慢，所以要过好长一段时间，它们才能重新长好。在你痊愈之前，损伤的轴突虽然会一直生长，但科学家估计，每10天轴突才能长约1厘米，所以你要小心保护你的神经。

你还好吗

医生有个简单的测试来检查神经系统的健康程度。他们敲击你身体的某一部分，马上就会引起该部分的反应。你可能在健康检查的最后阶段做过这项测试。

从标有小圆点的字母开始，沿顺时针方向围绕着边框将隔一位的字母连起来，再读一读到底是怎么回事。注意，你只有在转过两圈之后，才能拼出答案！

顶部：L J E U G S K T I B C E K L S O
右侧：O W U T T H . T E
底部：Y R D O N T A C E O E D N E K H
左侧：S R T U I O H

嗒

战斗还是逃跑

你控制不了外周神经系统发出的所有运动输出。像控制肌肉的神经，有一些是你能控制的，叫自主神经系统（voluntary nervous system）；有一些是你不能控制的，叫非自主神经系统（involuntary nervous system）。你可以站着挖鼻孔，因为你控制着产生这些动作的自主肌肉和自主神经系统的运动输出。

是否有过朋友从背后一把抓住了你？或者你是否遇到过一只凶恶的狗冲向围栏并对着你狂吠？这些情况下，你会心跳加速，呼吸急促，甚至会跳起来。有时候，你会抡起胳膊保护自己或干脆扭头就跑。这里起到决定作用的就是你的非自主神经系统。它控制你每天的心跳、消化等机能，并在突发事件中为你提供快速反应。这种反应也叫作战或逃反应（fight or flight reaction），它能够救你的命。

身体需要神经

外周神经根据所处的位置分为不同的种类：

⊕ 从脑中延伸出来的外周神经叫脑神经（cranial nerves）。它们接收来自嗅觉、视觉、口腔和面部、听觉、舌头和语言，甚至脖子和肚子的某些区域的信息，并

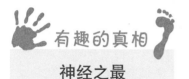

有趣的真相

神经之最

身体里最大最厚实的神经是坐骨神经（sciatic nerve）。它从骨盆中的骶神经中延伸出来，向下分成两条较小的神经，直达你双腿的背面。坐骨神经接收来自腿和脚的信息，并对这些地方的活动做出反应。

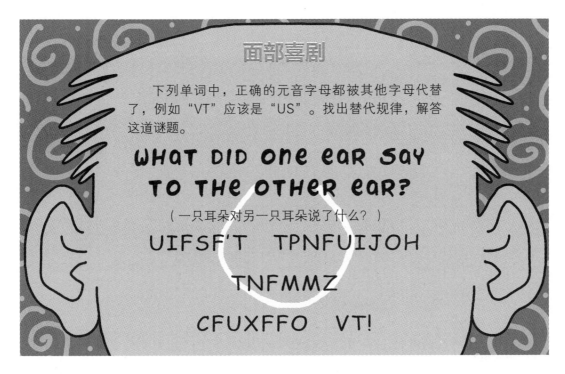

面部喜剧

下列单词中，正确的元音字母都被其他字母代替了，例如"VT"应该是"US"。找出替代规律，解答这道谜题。

WHAT DID ONE EAR SAY
TO THE OTHER EAR?

（一只耳朵对另一只耳朵说了什么？）

UIFSF'T TPNFUIJOH

TNFMMZ

CFUXFFO VT!

加以反应。

⊕ 从脖子里的脊髓延伸出来的外周神经叫颈神经（cervical nerves）。它们接收来自脖子、胳膊、手、肩膀和膈膜的信息，并对这些地方的活动做出反应。

⊕ 从胸部脊髓延伸出来的外周神经叫作胸部神经（thoracic nerves）。它们接收来自胳膊、手、胸廓、胸部和背部的信息，并对这些地方的活动做出反应。

⊕ 从骨盆里的脊髓延伸出来的外周神经叫腰部神经（lumbar nerves）和骶神经（sacral nerves）。它们接收来自臀部、腿和脚的信息，并对这些地方的活动做出反应。

特殊感官

你用来感知寒冷、炎热、疼痛和压力的感受器对你的生存至关重要，但它们不属于特殊感官。特殊感官是视觉、嗅觉、味觉和听觉。没有它们，你的生活会无趣得多。每种特殊感官都连接着外周神经，再由外周神经连入脑的相关区域。这些外周神经也叫脑部神经，它们与脑的恰当连接使它们有着很快的反应速度。这点非常重要，因为这些感官能保护你远离周围的危险。

你有灵敏的味觉吗

味蕾（taste buds）是味觉的感受器。它们绝大部分位于舌头上——你感受到的那些粗糙的小凸起就是它们。每一个味蕾都有细小的绒毛，能从你吃的食物当中获取信号。当食物混合着唾液浸泡着味蕾的时候，感受器的绒毛就会获取味道的信号，并将其传送至你的脑，你就可以享用这种美味了。

你的味觉感受器可以感知四种主要味道——甜、酸、咸和苦。感知这些不同味道的味蕾位于舌头的不同区域。你的舌尖主要能尝出甜和咸的食物，舌头两侧能感知酸味，舌头背面感知苦味。

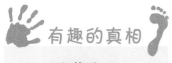

有趣的真相

味蕾中心

你可能认为舌头是人体的味觉中心，但事实上，遍布你舌头上的1万个味蕾才是味觉的主要感受体。而且，由于进食是一项艰巨的工作，每一个味蕾存活7~10天便会被替换掉。

味觉测试

　　舌头上不同区域的味蕾能感受的味道是不一样的，测一测这些区域对应的味道，会是一件很有意思的事。你要准备一些甜的、咸的、苦的和酸的东西：试着将一汤匙糖放进一杯温水中并搅拌，再将一汤匙盐放到另一杯温水中并搅拌，倒少半杯醋，再往一个杯里榨取少量的柠檬汁。你还要准备滴管或吸管，以便将不同味道的试剂滴到舌头上对应的区域。找一个小伙伴来帮你在一张纸上记下你每一处味蕾尝出的味道。

　　1. 用滴管在每一种试剂中吸取一滴，并滴在舌头上的不同区域。如果你没有搞到滴管，你可以用吸管吸取几滴试剂，然后用手指堵住吸管的另一端使液体不会流出吸管，然后小心地在舌头上滴几滴。

　　2. 将舌头划分成四个味觉区域，并重复上述工作。

　　3. 记录你舌头的哪一个区域能尝出哪种味道。

　　在你搭档的记录中，你能将舌头分成不同的区域吗？

好气味和坏气味

你对嗅觉的感受来自鼻子，具体来说是来自鼻腔内表面的一小片感受器。当你去闻食物的味道时，它的气味（smell）钻进了你的鼻腔，你的嗅觉感受器浸没在气味中。尽管味觉和嗅觉有着各自不同的感受器，但味觉在很大程度上依靠嗅觉。你尝到的味道有大约80％来自嗅觉感受器。想要精准地品尝味道，比如要辨别一块蛋糕是店售的杯子蛋糕还是刚出炉的自制巧克力蛋糕，就需要嗅觉的帮助。

用你的鼻子尝味道

你和小伙伴试一试哪些味觉的感受需要嗅觉的配合。你要准备一个苹果、一个梨、一个土豆、一把刀、几个盘子以及笔和纸，好记录结果。你还可以请一个成年人帮你们完成切块工作。

1. 把苹果、梨和土豆切成小块。

2. 你或者小伙伴戴上眼罩当品尝者，另一个当测试者。品尝者要用一只手捏住鼻子。他要保证自己无法透过眼罩看见东西，也不能用鼻子呼吸。

3. 测试者把苹果块、梨块和土豆块依次放进品尝者嘴里。品尝者要说出它是哪一样。

4. 反复进行测试，且每测试一次，测试者都要写下结果。

5. 松开品尝者的鼻子，再做一遍上述测试。

6. 比较一下品尝者借助鼻子的帮助能说对几次。你发现哪些味道的品尝需要鼻子的配合了吗？

视觉是真实可信的

如果失去看见周围环境的能力，你的生活将不堪设想。而你看见事物的过程比你想象的要复杂很多。当你在一个晴天看见一只狗在玩一个球时，你知道自己是怎么看见这一场景的吗？光从狗的身上反射过来，进入你

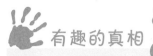

的眼睛。光透过你眼中的结构，包括角膜（cornea）、晶状体（lens）、眼球中的保护液，进入你的视网膜。视网膜（retina）由几层细胞组成，细胞中含有光的感受器——感光器（photoreceptors）。感光器分为两种：视杆（rods）和视锥（cones）。

视杆和视锥

眼睛中的视杆能够接受较暗物体发出的光线，它们还能识别处于你视野范围边缘（你的外围视觉）的物体。视杆看到的东西是黑白的，而且并不十分清晰，但它对光的敏感度要远大于视锥。这就是为什么在夜间，你的眼睛适应了黑暗之后，你能够看到家具并使自己不撞上去，但你无法看出它的颜色，也无法将它们看得很清楚。

另外，视锥能够接受明亮物体发出的光线，它们能清晰地感知所有颜色。然而，它们无法在暗淡的光线中看到东西。视杆和视锥会将它们看到的东西——视觉刺激——送入脑。然后，你的脑就会处理这些刺激，使你感知到自己看见的是什么。

你听得到我听见的声音吗

耳朵（ears）不仅能听声音，而且还能帮助你保持平衡以及感知头部的倾斜，不过我们现在只讨论听觉。耳朵

有趣的真相

色盲

当你缺乏接收红色和绿色的视锥，而将二者看成同一种颜色的时候，你就得了色盲症（color blindness）。很多患有色盲症的人直到接受相关测试以后，才知道自己存在这个问题。男孩患色盲症的概率比女孩要高。

试一试

你能在黑暗中看见东西吗

你可以试着测一测视杆和视锥的功能。你需要一间布置得很暗的房间来做这项测试。待眼睛适应黑暗之后，你就可以开始看看四周。你会看见屋子里的东西，尽管不是很清晰。你可能凭着记忆知道它们是什么颜色，但是你真的能在黑暗中看到颜色吗？让一个不了解这个房间的小伙伴来做这项测试，他能告诉你东西的颜色吗？

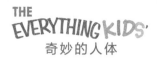

奇妙的人体

从里到外的结构都为听觉服务。它们由三部分组成：外耳（outer ear）、中耳（middle ear）和内耳（inner ear）。宽大的外耳（也叫耳郭）是你在外部看到的，会将声波引导至耳道内。耳道一直延伸到耳鼓为止，声音进来时这里就会震动。

中耳是一个狭小的空间，这里有3块人体最小的骨骼：锤骨（malleus）、砧骨（incus）和镫骨（stapes）。它们接收声音并将震动传递到内耳。

耳蜗（cochlea）位于内耳，是一个螺旋状的腔室，其中有很多声音感受器。声音感受器以电信号的形式将声音传递给脑，脑做出反应后告诉你听到了什么。这看起来是一个漫长的过程，然而它仅发生在不到一秒的时间里。

耳朵的各个部分

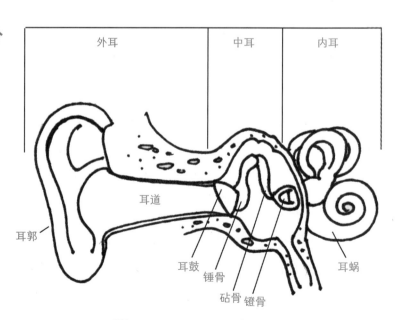

CHAPTER 6

保持平衡态——内分泌系统

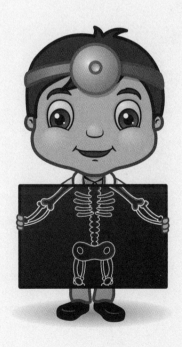

你需要知道的词语

激素

激素是由特殊细胞释放到血液中的一种化学物质，用来维持身体其他部分的正常活动。

什么是激素

像神经系统一样，内分泌系统也帮助身体维持顺畅运转。事实上，神经系统和内分泌系统共同维持身体的平衡状态。然而，和神经系统传递电信号不同，内分泌系统利用化学物质来使身体发生响应。这些化学物质叫作激素（hormones），它们由腺体分泌到血液中。激素可以作用于距离分泌它的地方很远的细胞，对身体产生作用的时间也比神经脉冲要长，所以其引发的反应的持续时间也要长得多。

什么是腺体

内分泌器官就是腺体。相比身体中的其他器官，内分泌腺（endocrine glands）可以是非常微小的，有时候不会超过几个细胞的大小。

有些内分泌器官只行使内分泌的职能，像脑垂体（pituitary gland）、甲状腺（thyroid gland）和肾上

内分泌腺

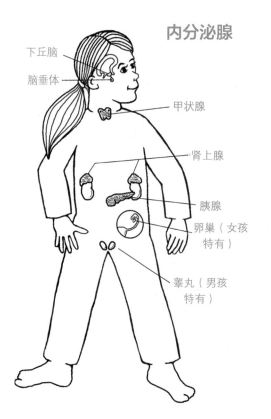

下丘脑
脑垂体
甲状腺
肾上腺
胰腺
卵巢（女孩特有）
睾丸（男孩特有）

腺（adrenal glands）。而有些器官是复合型的，其中的内分泌细胞可以行使内分泌的职能，其他细胞则发挥该器官的主要职能。这些复合器官包括胰腺（pancreas）、小肠（small intestine）、卵巢（ovaries）和睾丸（testes）。

内分泌腺分散地位于全身各处，互相之间差别迥异，甚至它们每一个都有不同的职能。一种激素到达它的靶器官后，将决定该器官未来的运转状况。它可以令靶器官加速或减速运行，增加或减少工作量。

击中目标

内分泌腺将激素释放到血液中，而这些激素则有针对性地分别作用于某些器官。目标器官拥有只接收特定激素的接收器，所以激素与器官之间是完全匹配的，就像一把钥匙配一把锁。例如，如果你在一次长途徒步旅行中没有带足够的水，你的内分泌系统就会对身体起到一些保护作用。首先，你的脑感到身体缺水了。它会命令脑垂体分泌一种激素（抗利尿激素，ADH），命令你的肾脏尽可能地保留水分。肾脏就会做出反应，留住更多的水分。其次，如果你仍然不能补充水分，你的脑就会告诉你去喝水。这时你就会口渴。最后，你还会注意到自己的小便比平时减少了。这是因为你的内分泌系统指挥身体将水分再利用，

你需要知道的词语

内分泌

内分泌腺直接将激素释放到血液中。内分泌腺是相对于外分泌腺（exocrine glands）而言。汗腺就是外分泌腺，它通过输送管将汗液分泌到皮肤表面。

而不是把水分排掉。只要你之后补充了足够的水，脑就会命令脑垂体停止产生ADH，你就不会再感到口渴了。和你找水来喝不同，这一过程全部由身体自行完成，无须你的思考。

腺体的主人

在你头骨的一个骨质凹陷内，在大脑两个半球之间，容纳着一个豌豆大小的微小腺体，这就是脑垂体。别看脑垂体这么小，它可是有着强大功能的。它有时候被称为腺体的主人，因为它分泌的大部分激素都是用来控制其他腺体的。但是，科学家后来发现，脑的其中一个区域（下丘脑，hypothalamus）实际上控制着脑垂体。这就是脑控制激素分泌的途径。脑垂体至少能释放8种控制全身其他器官和腺体的激素，因此它仍然是一个非常重要的内分泌腺。

完全匹配

激素是在血液中漂流的强力的化学信使。当激素信使在全身流动的时候，它们是怎样只对某一个身体系统产生作用的呢？每一种激素都有相应的靶器官，就像一把钥匙配一把锁。激素只会对能与它们进行化学结合的细胞产生作用。看看你能否给这些围成圆圈的激素找到相匹配的目标。

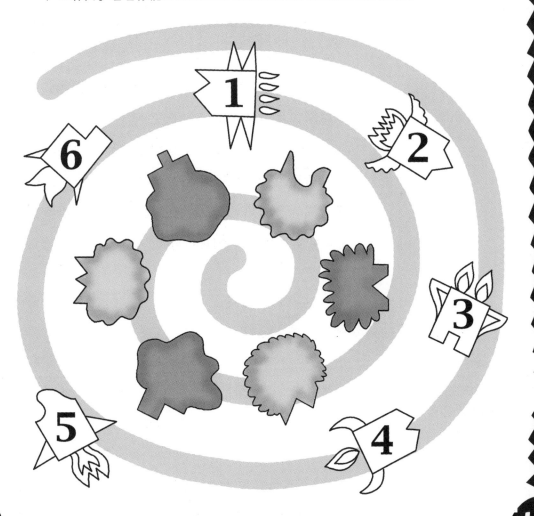

能量之腺体——甲状腺

甲状腺是位于脖子前面部分的一个状如蝴蝶的腺体。它是身体中最大的内分泌腺，产生3种激素。这些激素对你的新陈代谢（metabolism）有着重要的作用。其中一种激素（甲状腺素，thyroid hormone，TH）作用于你全身的每一个细胞，告诉它们运行的速度。如果甲状腺释放了过多或过少的TH，将会对你的身体产生很大影响。过多的甲状腺素会使身体运转得过快过热，导致失眠、紧张，让你的心跳加速。过少的甲状腺素会使身体反应冷淡、迟缓，情绪沮丧。只有适当的激素分泌才能使你健康，并保持你的身体顺畅运转。如果你没有足够的甲状腺素，医生会给你开一些含TH的药丸，使你的甲状腺素恢复到正常水平。

胰腺和糖

胰腺实际上是一个二合一的腺体，它包含一些内分泌细胞和一些只协助消化食物的细胞。内分泌细胞分泌胰岛素（insulin），因为它影响血液中糖分，也就是葡萄糖（glucose）的含量，所以它是一种重要的激素。你可能看不出来这有什么重要的，但如果没有胰岛素，人就会死。

这是因为，在你进餐之后，食物会分解成最基础的结构，进入血液中。血液将这些分解物运送到你所有的组织里，为你的每一个动作提供能量。胰岛素的职能是将血液中的糖分提取出来转移到细胞里，在那里产生能量。如果胰腺的内分泌细胞不再生产和分泌胰岛素了，糖分就会滞留在血液中，无法为你需要能量的组织提供能量。取而代之的是，糖分（葡萄糖）会从尿液中流失。这时，即便你正在进餐，身体也会感到饥饿。为了给自己供应能量，身体就会开始分解其他的组织。这种糖分不进入细胞，而是流失到尿液中的情况，叫作（1型）糖尿病（diabetes），意思是"尿中含糖"。已知唯一能缓解严重糖尿病的方法就是定期注射胰岛素。

其他腺体和它们的职能

身体里还有很多其他重要的腺体，它们全都为维持身体的顺畅运转而工作着。其中一个重要的内分泌腺叫肾上腺。肾上腺实际上有两个，分别位于你的两个肾脏上，就像一顶帽子。它们能产生20多种激素。这些激素的职能是维持你的心率、血压和能量水平的正常。它们也维持体内水、钠、钾和其他离子的量的平衡。这些离子在你身体各处的不同运作，比如肌肉收缩和神经脉冲中，发挥着非

健康小贴士
预防糖尿病

当一个人体重超重过多、肥胖，尤其是从小就肥胖时，他就有可能会患糖尿病。在这种情况下，胰腺依旧分泌胰岛素，但身体的细胞却不会做出响应。由于糖分无法进入细胞，就引发了糖尿病，而这种类型的糖尿病称为2型糖尿病。由于肥胖很可能是诱发2型糖尿病的原因，所以最好的预防办法就是维持体重在合理范围、多锻炼以及健康膳食。糖尿病可不是闹着玩的！

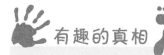

汗里的盐

你曾经注意过自己的汗水（sweat）是咸的，就像海水一样吗？汗液中99%是从你的血液中排放出来，帮助你身体冷却的水分，而剩下的1%是你身体中的盐，像钠和其他离子，所以汗是咸的。

常重要的作用。如果你血液中的离子水平太低，肾上腺就会释放激素来命令肾脏保留更多的钠。一旦你有了足够的钠，肾上腺将会停止释放激素。再强调一遍，这些都是自发进行的！如果肾上腺不能分泌激素，你的身体将无法维持正常运转。

女孩和男孩的成长

生殖器官同样包含内分泌腺，控制着我们生长和发育成熟的途径。女孩的生殖内分泌腺是卵巢，男孩的则是睾丸。这些内分泌腺自你出生就伴随着你，但在你整个童年时期没有发挥太大作用。当你到了10~15岁的时候，它们才开始变得活跃。这段时期叫作青春期（puberty），你的身体会在此时向着成年人的身体发育。这一过程是由你的脑控制的，它命令脑垂体分泌激素作用于卵巢或睾丸。你将会在Chapter10学到更多相关内容。

填字游戏

有50多种激素在你的身体里流淌着。它们携带的信息控制着非常非常重要的身体功能。看看你能否将下面所有单词填进十字交叉格的适当位置中。

BLOOD(血液)
BODY(人体)
CALCIUM(钙)
DIGESTION(消化)
ENERGY(能量)
GROWTH(生长)
HEART(心)
IMMUNE(免疫)
INSULIN(胰岛素)
MOOD(情绪)
REPRODUCTION(生殖)
SALT(盐)
SLEEP(睡眠)

循环

R

Y

温度

T O

频率

O U

水平

压   系统

水平

它们无处不在

注：身上的字为"激素"。

101

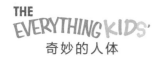
体内激素水平是如何控制的

任何激素分泌得过多或过少都会对身体产生不利影响。所以，当一种激素在体内达到足量的时候，就会有一个系统来停止腺体继续释放这种激素。这个系统叫作负反馈系统（negative feedback system）。

负反馈系统很简单。激素监测到身体需要它们的时候，就会从腺体中释放出来。这通常是由一个刺激引发，如缺水或摄入太多盐。同样，胰腺在你吃饭后会释放胰岛素，因为它监测到你的肠道正在消化食物，大量的糖分进入血液。随后，胰岛素开始协助糖分从你的血液里进入细胞，为组织供应能量。不久，你血液中的糖分水平就能降下去。糖分水平降到一定程度之后，胰腺便不再接受血糖的刺激，也就不会再分泌胰岛素。这个反馈告诉胰腺里的细胞，没有多余的血糖需要处理了。此时，胰腺会停止输出胰岛素。负反馈系统可真管用！

腺体从好到坏的变化——腺体疾病

因为激素有如此重要的功能，当一个腺体工作不正常的时候，它就会引发很多的身体问题。如你之前所看到的，体重问题影响胰岛素的产生，导致糖尿病。其他腺体出问题也同样会引起疾病。

脑垂体释放生长素（growth hormone，GH）时出现问题，会对一个人的生长造成影响。如果一个处于生长期的儿童生长素分泌不足，他就会得侏儒症（dwarfism），并且最终身高很有可能不会超过1.2米。

如果一个生长期的孩子分泌过多的生长素，他就会得巨人症（gigantism）。得巨人症的人高得离谱。他们有正常的身体比例，但看上去实在是太高大了，有时候甚至能超过2.5米高！

科学家已经在实验室里合成了很多人工激素，来治疗那些腺体不起作用的人。这使那些患有内分泌功能障碍的人活得更轻松一些。

加碘

　　甲状腺需要碘（iodine）元素来维持正常工作。没有碘，甲状腺就会陷入紊乱，并膨大成一个巨大的块状物，这一现象被称为"单纯性甲状腺肿"。1924年，一个食品生产团队开始在自己的产品中加碘，来预防甲状腺肿大，进而帮助民众保持健康。你今天仍可以在这项产品中找到碘。请连接下面包装罐上的点，来找出这种常见食品的名称。

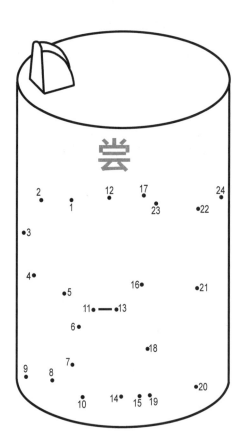

转圈圈——循环系统

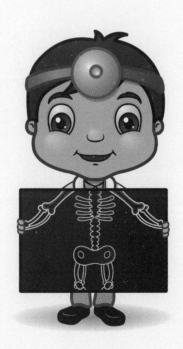

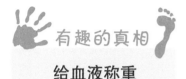

血液是什么

　　血液（blood）看上去只是一种浓稠的红色液体，但实际上它是由一种叫血浆（plasma）的液体以及漂浮在其中的多种不同的细胞组成的。血液也是一种组织，因为它像其他组织一样，是由具有相似功能的不同种类的细胞组成的，而且它是人体中唯一的液态组织。

　　血液是结缔组织的一种。与结缔组织中其他成员不同的是，它内部不含纤维。只有当血液凝结的时候，里面的纤维蛋白（fibrin）链才能显现出来。血液有3种细胞——红细胞（red blood cells）、白细胞（white blood cells）和血小板（platelets）。通常情况下，红细胞比其他的血细胞要多得多。在你的血液中，每数出800个红细胞，才能发现1个白细胞。血浆这种液体很洁净，它占你血液总量的一半以上。

观察你的血液

　　有时候，医生会提取一份血液样本，然后放到离心机里离心处理，使其中密度较大的部分沉到底部。医生通过这种方法分离血细胞（blood cells）。其中密度最大的细胞是红细胞，它们沉积在试管的底部。在红细胞上面是一小层白色的白细胞以及血小板。在这些细胞之上就全都是血浆了。

你为什么会有血液

最根本的一点，血液是一个内置的输送系统。从你的鼻尖到脚趾之间，所有组织都靠血液来运送物质。以下是你的血液承担的一些重要职责：

⊕ 为你的组织运送氧，排出二氧化碳。

⊕ 运送营养物质，排出废物。

⊕ 将腺体分泌出的激素运送到靶器官。

⊕ 从温度较高的肌肉处获取热量，再均匀地散布到全身各处，以此来保持你全身体温的一致。

⊕ 将白细胞运送至受伤或感染的部位，令它们修复机体，以此来帮助你的身体抵抗疾病。

⊕ 当你受伤出血的时候，通过凝血来使自身不再流失血液。

再次强调，血液是身体里的一个组织！

健康小贴士
快吃牛肉

有时候，人们会贫血（anemia），换句话说就是体内的红细胞数量不足。由于贫血的人缺少足够的红细胞运送氧，所以他们容易感到劳累和精力不足。贫血的诱因有很多，其中一个诱因就是日常饮食中缺乏足够的铁（iron）。铁可以从红肉和绿叶蔬菜这一类的食物中获得。女孩的红细胞通常要比男孩少，所以她们尤其应该确保合理膳食。

工作中的血细胞

每一个血细胞都有它自己需要履行的重要职责。红细胞在肺里获取氧气并运送到全身。你全身的细胞都需要源源不断的氧供应才能够存活，因此这是一项重要的工作。红细胞也接收细胞里排出的废物，如二氧化碳，并将其运回到肺里，你就可以将二氧化碳排出体外了。

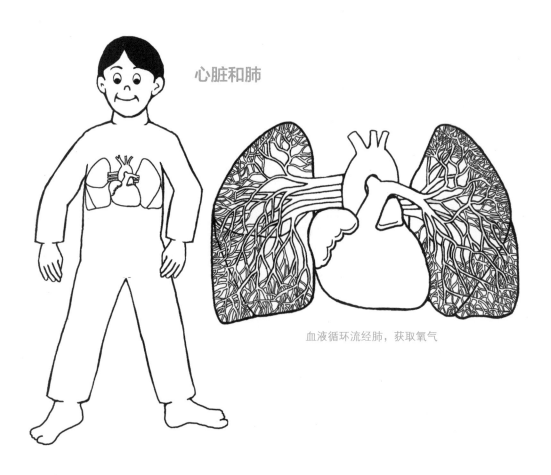

心脏和肺

血液循环流经肺，获取氧气

如果你的细胞需要的氧比它们现有的多，你的身体将会产生出更多的红细胞来提供协助，同时你的心脏也会加速跳动。这种情况通常发生在消耗过大的运动员、到高海拔地区（氧气稀薄的地方）旅行的人，以及在事故中受伤失血的人身上。不过，即便是在正常情况下，人体每秒钟也会产生200万个红细胞。

专属于你的超级英雄

你的白细胞比红细胞少得多。白细胞仅占你血液的1%，但它的功能十分强大！它们如同小小的超级英雄一样，将攻击你身体的疾病击退。它们可以杀死病毒、细菌、癌细胞和寄生虫。像超级英雄一样，它们有着超能力。实际上，白细胞可以离开血液，进入你的组织当中。进入后，它们就可以协助修复受伤和感染的组织。

如果你有一处伤口已经感染，它就会变得又红又肿并且流脓（pus）。这些特征表示你的白细胞赶来救援了，它们在伤口处堆积并进行治疗。你每得一次病毒性感冒或受到其他感染，身体都会出现一些反应，但你不知道的是，白细胞已经击退的病原数量远比这些反应要多得多。

你需要知道的词语

脓

脓是包围着一处受到感染的伤口的白色液体。它富含白细胞，而白细胞在奋不顾身地对抗着感染。

你身体里的小绷带

你血液中的另一种细胞是血小板。它们实际上并不是真正的细胞，只是大细胞的碎片。血小板很重要，因为它们有助于凝血，这样你受伤之后身体就能自主止血。如果血液不能正常凝结，比如有血友病的人，任何小伤口都会成为致命伤。血小板一直存在于血液中，以备你受伤时的需要。它们会被吸引到伤口处，像胶一样粘连在一起，形成一个保护性的凝结块，直到组织愈合。每次你受伤后伤口结的痂（scabs），都是血小板在默默工作的结果。

你是哪种血型

　　如果你在一台高倍数显微镜下看红细胞的话，你将会看到其表面上的蛋白质分子。医生根据这些蛋白质分子的特点，将血分为4种：A、B、AB和O。如果你由于手术或是受伤需要额外的血，医生要先确认你的血型（blood types），好给你输入相匹配的血。

　　用以下给出的线索，在表格中标出四个孩子都是什么血型。提示：每一种血型只会出现一次。

> 巴布的血型不是双字母。
> 山姆的血型不带B。
> 莉莉的血型是单字母，但不是O。
> 山姆的血型不是O。

	A	B	AB	O
山姆				
莉莉				
丹				
巴布				

你需要知道的词语

血友病
(hemophilia)

血友病是一种遗传病，得病后血液无法凝结，因为有一种凝血因子"消失"了。这是一种非常严重的疾病。直至最近，科学家才有能力在实验室里生产凝血因子，但大部分的血友病患者仍活不了太长时间。

输血

医院每时每刻都要备有额外的血，以提供给那些需要的病人。那些在事故中受伤以致大量失血的人和那些做手术的人都需要输血。一般来说，任何人在一生之中的某些时刻都有可能需要输血。血可以在医院和血液银行存放好几个星期。所以，当你长到一定的年龄，可以分出一部分血的时候，去献血（blood donation）绝对是件好事。你说不准哪天就会需要额外的血。

你真是有心

你的生命离不开心脏（heart）。心脏实际上就像一台泵一样，让你的血液通过叫作动脉（arteries）的管道在你的身体里不断地来回流淌，为所有组织运送氧和养分。作为一个如此重要的器官，你的心脏却是很小的——它重不到0.5千克，不过一个拳头那么大。心脏主要由肌肉组成，这使它能很好地完成自己的工作：用力压紧或者叫收缩，才能给血液一个强大的推力，将血液源源不断地送到目的地。

心脏上覆盖着很多保护层。首先，心脏被一个由坚韧纤维构成的双层囊包裹着。这个囊同时在心脏跳动的过程

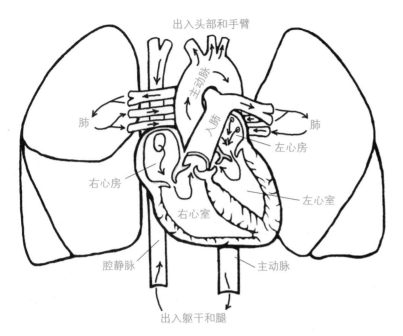

出入头部和手臂

主动脉

肺

肺

入肺

左心房

右心房

左心室

右心室

腔静脉

主动脉

出入躯干和腿

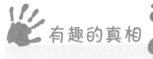

有趣的真相

鲸的心脏

动物的心脏大小是和它们的体型相对应的。一头鲸（whales）的心脏需要将血液推送至全身的组织里，所以可想而知它心脏的体积了。对于一个校车般大小的动物来说，一个非常大的心脏是必要的。事实上，蓝鲸的心脏有一辆大众牌甲壳虫轿车那么大！

听听你的心跳

你无须借助医生的工具就可以轻松听到心跳声。让你爸爸躺在沙发上，关上电视，消除房间里的其他声音。把你的耳朵贴在他的胸部中间，胸骨之上。用你的手堵住另一只耳朵，阻止其他声音进入你的耳朵里。现在，你能听到扑通扑通的声音吗？那是你爸爸的心脏瓣膜在工作！

中起到固定作用。心脏的左右两侧被肺（lungs）包围并保护起来。脊椎骨位于心脏背面，胸骨位于心脏前面，心脏位于膈肌上方，膈肌是一大片肌肉，随着你的呼吸起伏。作为我们最重要的器官之一，心脏受到了如此多的保护。

你跳动着的心脏

心脏内有四个空间，叫作腔（chambers）。顶部的两个小腔叫作心房（atria），底部的两个大腔叫作心室（ventricles）。每个腔都有一前一后两个阀门。这些阀门叫心脏瓣膜（heart valves），帮助血液流经心脏和肺。足够的血液流入腔内之后，前面的阀门就会瞬间关闭。之

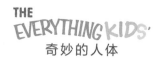
后，腔会产生压力，使后面的阀门在一瞬间打开，然后推动里面的血液，让它们源源不断地涌向目的地。每当阀门（心脏瓣膜）瞬间关闭的时候，你就会听到一声心跳。这熟悉的扑通扑通声，就是血液流动之后心脏瓣膜关闭那一瞬间的声音。

除了心跳之外，血液流过你心脏全部腔的时候是悄然无声的。然而，有时候，你其中的一个心脏瓣膜可能并没有闭紧，血液会沿着阀门嗖的一下倒流回去。或者是一个瓣膜没有完全打开，血液会沿着缝隙喷出去，就好像你用大拇指挤压一个流水的软水管的末端一样。这些血液流动的变化发出了异常的声音，叫作心脏杂音（heart murmurs）。医生可以在常规体检时听出心脏杂音。大部分情况下，一两次杂音并不会对你产生什么损害，但如果每隔一会儿就出现一次杂音，那就严重到需要急救了。一生当中，你要养成定期做常规体检的习惯，这可以使你及时发现自己身体存在的问题。

心脏的左边和右边

　　血液流经心脏的通路实际上有两条。当血液抵达心脏的时候，它里面的氧已经被组织消耗完了，取而代之的是二氧化碳废物。这时，血液首先必须被推送进肺，排出里面含有的二氧化碳，并获取一些新鲜氧气。这一过程是由心脏的右边来完成的。当血液从肺里返回，它将通过心脏的左边，随后将其含有的新鲜氧气送回身体各处。这看起来好像是一个很漫长的过程，但实际上这一切只发生在一次心跳里。

你需要知道的词语

氧化（oxygenate）

　　想氧化一件东西仅仅需要为其提供氧气即可。血液在肺里被氧化了，意思就是血液获取了你吸入的氧气，这些氧随后会被送往身体各处。

涨潮

　　当你把贝壳放到耳边的时候，你能听到大海的声音，对吧？既然大海并不在贝壳里，那你实际听到的是什么声音呢？从贝壳最外面开口处的字母开始，沿着螺旋线，每隔一个字母，摘抄一个字母，一直到贝壳中央。再按相反方向，即由内到外，每隔一个字母，摘抄一个字母，直到开口处。看看摘抄下来的字母组成了哪些单词，它们代表的又是什么意思呢？

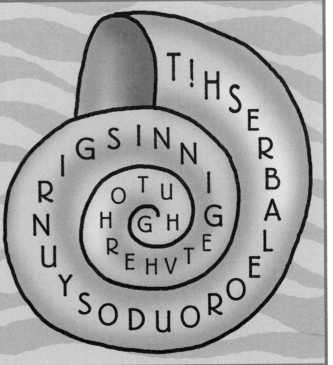

　　当你把贝壳放到耳边的时候，你实际听到的是什么声音？

健康小贴士

如何避免心脏病发作

在美国，每年有超过25万人死于心脏病发作（heart attacks）。在成长过程中，你可以做一些事来使你的心脏保持健康：

➕ 按时锻炼身体。你的心脏是肌肉，需要保持良好的状态。

➕ 保持体重（weight）不超标。你体重越大，心脏的工作负荷也就越大。

➕ 健康膳食。一份健康、低脂的食谱不仅能帮助你保持体重，还能保持你心脏和血管的健康。

➕ 不要抽烟（smoking）。香烟会损害心脏和血管的健康，导致心脏病。

➕ 你长大之后，不要喝太多酒。酒精（alcohol）和香烟一样，都会提高心脏病发作的概率。

➕ 放松身心。总的来说，压力对你的身体没有好处。在工作之余，抽空放松一下你的身心。

➕ 如果你的祖父或父亲患有心脏病，你长大之后要定期做体检，好确保心脏处于健康状态。

通过心脏的路径

以下是血液在心脏中穿行的过程：

1. 血液从身体各处流回右心房。

2. 血液经过一个瓣膜，进入右心室。

3. 血液经过一个瓣膜，流入肺，在那里获取氧气。这个过程叫氧化。

4. 经过一个瓣膜，血液流回心脏，进入左心房。

5. 血液经过一个瓣膜，流入左心室。

6. 左心室是力量最强的腔，因为它必须进行强力的收缩才能推动血液，将其推送到流向全身各处的路上。

7. 血液出发了！

血管

你身体里的血液在血管中流淌，经过一次很长的连续不断的循环流入和流出你的心脏。血管看上去有点儿像你家的水暖系统，因为这些管子刚从心脏出来的时候很大，随着它们延伸到目的地——组织里的时候，它们会变得越来越小。然而，血管和水管有着很大的不同：

➕ 循环系统是一个封闭系统，起点和终点都在心

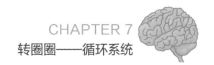

脏，血液在不断地循环再循环。

⊕ 当身体需要更多或更少的血液时，血管可以相应地扩张和紧缩。

⊕ 血管受损时可以自我修复。你每一条流血的伤口都是血管破裂的结果。幸运的是，它们过一段时间就会愈合，之后还能继续工作。

⊕ 当你身体的一个区域需要更多血液流通的时候，这个区域会长出额外的血管。

你心脏的脉络——动脉

血管主要分为3种：动脉、静脉和毛细血管。动脉运送从心脏出来的血液，这表明通常动脉中的血液是富含氧的。大多数情况下确实如此，但有一种例外情况，从心脏出来流向肺的血液是去接受氧化的。

身体中最大的动脉是主动脉（aorta）。它从心脏的左心室延伸出来，向脑部的方向呈弓形，然后向下穿过胸部和腹部，沿途分散成更小的分支，到达你的所有内部器官，如胃、肾、肝、肌肉和肠道。主动脉确实太大了，以至于它需要自己专属的血管来供给养分。

动脉由很多层组成，其中有一层是肌肉层。肌肉层在你身体需要的时候可以收紧，来使血流速度降低，并升高

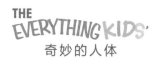

你的血压。如果你身体的某些部分需要更多的血液，它还可以使动脉扩张。举两个例子：当你锻炼的时候，你的身体会增加流向肌肉的血量；吃完一顿大餐之后，你的身体会增加流向肠道的血量。

细小的毛细血管

从你心脏里流出来的血液，顺着越来越狭窄的动脉，流遍全身。最终，血液流到了你那细小的毛细血管中。毛细血管是你身体中最小的血管，粗细程度可以和一个细胞

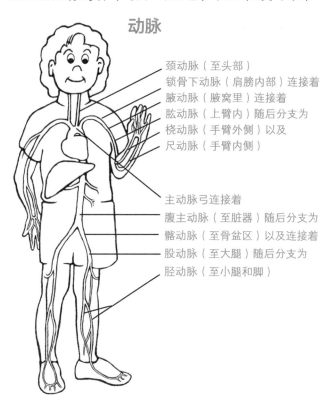

动脉

颈动脉（至头部）
锁骨下动脉（肩膀内部）连接着
腋动脉（腋窝里）连接着
肱动脉（上臂内）随后分支为
桡动脉（手臂外侧）以及
尺动脉（手臂内侧）

主动脉弓连接着
腹主动脉（至脏器）随后分支为
髂动脉（至骨盆区）以及连接着
股动脉（至大腿）随后分支为
胫动脉（至小腿和脚）

相同。它是释放血液携带的氧和养分并带上二氧化碳废物的地方。氧、二氧化碳和营养成分刚好可以通过外壁很薄的毛细血管。你身体里的大部分组织都富含给它们带来给养的毛细血管。

去而复返——静脉的长链

在毛细血管将其携带的氧交换为二氧化碳之后，血液就该返回心脏了。血液会通过微小的静脉（veins）流回去。这些小的静脉会汇聚形成越来越大的静脉，直到它们汇聚成身体里最大的静脉——腔静脉（vena cava）。腔静脉将其中的血液排放到右心房。

血管——自由地带

身体中的某些组织有很少甚至没有血管。这些组织包括软骨、肌腱和韧带。这使它们一旦损伤就会愈合得非常缓慢，因为它们需要从临近的组织获取重要的营养成分，而这些临近组织是由自身的血管供给营养的。

泄漏的阀门

当血液到达静脉，心脏的推动作用就会变得很弱。除此之外，静脉中的血液在到达心脏的途中还要克服重力。所以，大静脉在通往心脏的部分里生有瓣膜。这样就能使

你需要知道的词语

营养（nutrients）
营养是你的身体用来帮助生长、维持日常需要以及修复损伤的物质。

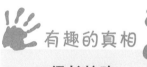

有趣的真相

很长的路
血管在你体内流经的总长度加起来超过6万米。竟然有这么多的"水管"啊！

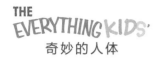

血液在两次心跳的泵血作用之间不会向下倒流。走路和活动腿脚会使你的静脉收缩，这样有助于血液向上流动。有时候，随着我们年龄的增长，瓣膜会出现泄漏，静脉血会回流下去并在腿上堆积。这就使腿部静脉肿起来，静脉中发蓝的血液就会透过皮肤显现出来。这叫作静脉曲张（varicose veins）。

心脏也需要氧气

心脏也是由细小的血管供应氧（oxygen）的。心脏的肌肉需要大量氧，因为它工作得十分卖力而且从不停歇。随着我们年龄的增长，脂肪残渣会在我们心脏的动脉中堆积，导致供血液通过的开口越来越窄。如果这些开口堵塞了，氧无法进入心脏当中，心脏就会窒息直至死亡。心脏缺氧的外在表现就是一次心脏病（heart troubles）发作，这可是致命的！

止住出血！你为什么会结痂

你不小心割伤了，而且伤口正在流血。哎哟！好疼啊，而且血在往外流。不要害怕，你的身体已经开始修复损伤的工作了。将伤处用肥皂和水洗干净，轻轻擦干，松紧适度地缠上绷带。在接下来的几天里，你的身体将会在伤口位置忙碌地进行修复工作。以下是修复的过程：

1.受伤的血管发出信号说："我们受伤了，请求救援！"

2.血细胞（血小板）和血蛋白（纤维蛋白原，fibrinogen）赶到这一区域。然后，在伤口的周围，血小板先堆积起来，纤维蛋白原也开始它的编织工作。二者协作形成一个凝块（clot），堵住血管的漏洞，并粘连在割伤皮肤的边缘。

3.凝块阻挡了更多血液的流出。在接下来的几小时里，凝块会变硬。

4.一个痂形成了。它覆盖并保护受伤的区域，同时伤口开始修复。

5.任何侵入的细菌将被消灭。

6.死亡和受伤的细胞被白细胞运走。

7.受伤区域会形成一个鼓包，将伤口保护起来，这样有助于愈合过程的进行。

8.伤口边缘发生变化并开始粘连在一起。

9.割开的血管愈合了。

10.痂脱落了。

11.皮肤愈合，但严重的割伤有时候会留下一道疤痕。

你的皮肤愈合了，以后还要多加小心呀！

你需要知道的词语

血小板

血小板是血液中的细小细胞碎片，当你割伤自己时帮助凝血。

纤维蛋白原

纤维蛋白原存在于血液当中，是一种在凝血过程中能转化为丝状纤维，帮助形成痂的物质。

你需要知道的词语

凝块

凝块是血液中的厚团块，是从液体转变来的大量柔软固体，所以它不会再流动了。

心脏病

尽管心脏是一个设计精巧的器官，完美地匹配其功能，但有时候还是会出现故障，使你这台强有力的"泵"出现问题。在出生之前，由于你还在母亲的体内，还没有呼吸空气，你的血液循环路线无须经过肺部。因此，这时候，你的血液流过心脏右边时不再流经肺部。为了简化血液流动的过程，你的心脏的两个心房之间有一个开口。血液直接从右心房流动到左心房，不会从右心室和肺绕路。你之所以能以这样的方式活着，是因为你通过脐带从母亲那里获得氧。

在出生之后，你开始了第一次呼吸，两个心房之间开口处的组织会开始生长并永久闭合。那样血液就必须流经肺，当你呼吸的时候在那里获取氧。然而，有些人两个心房之间的开口并未完全关闭。一些血液从开口中泄漏，并没有到达肺获取到氧。这就造成了一个杂音，医生可以听出来。它也表明你的心脏在推送着含有二氧化碳废物的血液，这些二氧化碳本该从你的肺排出去。这导致没有足够的氧来为你饥饿的组织提供给养了。你的身体需要氧来生长和活动，所以开口没有闭合的心脏必须接受手术，来解决这个问题。医生会关闭那个小开口，妥善地将它封闭起来。手术后，身体有了健康的氧气运送机制，终于能正常地成长了。

CHAPTER 8

呼吸新鲜空气

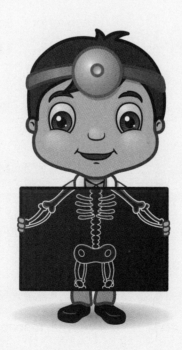

你需要知道的词语

呼吸作用

呼吸作用是你从吸入的空气中获取氧，再将你体内的二氧化碳排放到空气中的过程。这是由呼吸系统来完成的。你吃的食物需要用氧来转变为能量，维持身体运行。你生产出能量的时候，氧转化为二氧化碳。用氧产生能量也是呼吸作用的一部分。

你为什么需要空气

你的身体由上亿细胞组成，每一个细胞都需要持续不断的氧供应来维持日常工作的运行。一些细胞，比如你脑中的细胞，哪怕只缺氧几秒钟都不行，否则就会死亡。这就是你一秒钟都离不开氧的原因。在不得已的情况下，你可以几天不喝水，也可以几周不吃饭，但没氧是不行的。你现在正用着氧呢！除了获取氧，你必须呼吸（breathing）的另一个重要理由是排出二氧化碳（carbon dioxide）这种废物，否则它将在身体中堆积并毒害你的身体。呼吸作用（respiration）太重要了。

呼吸的步骤

呼吸作用的全过程实际上分为4个步骤：

1.你将空气吸入和呼出肺部。这叫作换气（ventilation）。

2.血液从你的肺部带走氧，留下二氧化碳。这叫作外呼吸（external respiration）。

3.你的血液将氧带到你所有的细胞中。这叫作运输（transport）。

4.血液为细胞留下所携带的氧，带走二氧化碳废物。这叫作内呼吸（internal respiration）。

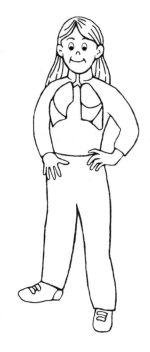

这一过程一直都在进行，一遍、一遍又一遍，在你一生的每一分钟、每一小时、每一天。

呼吸路径

想把重要的氧送入你所有的细胞，你必须先让氧气进入肺。每次吸气的时候，氧会沿着以下路径进入你的肺：

1.氧气进入并通过你的鼻子。

2.氧气向下通过你喉咙的后侧。这个区域叫咽（pharynx）。

3.氧气经过发声器。这个区域也叫喉（larynx）。

4.氧气经过气管（trachea）。

5.气管下方分成两条叫作支气管（bronchi）的管道，氧气通过它们进入肺。

6.氧气沿着支气管行进，支气管在肺里分成越来越细小的通道，最终变成最细小的空气通道——细支气管（bronchioles）。

7.细支气管末端会变得非常小，最后成了遍布肺中的微小空气囊，叫作肺泡（alveoli）。

8.气体交换在肺泡中进行——氧进入血液，二氧化碳排出血液。

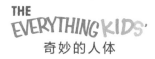

你需要知道的词语

共鸣

你的鼻子像一个共鸣腔，让你的嗓音更饱满深沉。这表明你嗓子发出的声音会在鼻腔内来回反射和震动，从而变得更洪亮。

伪造你的声音

你可以靠捏住鼻子来改变嗓子里发出的声音。这样做就封闭了共鸣腔，而共鸣腔可以使嗓子里发出的声音更加饱满和深沉。试试吧！用你的手指捏住鼻子说话，声音听起来是不是不一样了？这就说明鼻子在你正常发声的时候起着多大的作用。

好大的鼻子

鼻子是呼吸系统当中唯一可以看见的部分，扮演着重要的角色。当你吸一口气（其中含有氧气），空气便从外界进到你的鼻子里。空气通常是又干又冷，并且充满尘土和病菌的。你的鼻子内部可以使空气升温并增加一定的湿度。鼻子湿润的内表面就像一台过滤器，上面的细小纤毛抓捕着灰尘以及其他不该进入肺部的颗粒物。尽管这与呼吸作用无关，但鼻子里分布的嗅觉感受器可以告诉你呼吸的氧气是从哪里来的。鼻子甚至在你的嗓子发出声音时也起到辅助作用。它的作用相当于一个扩音腔，可以增大音量——这被称为声音的共鸣（resonate）。

流鼻涕

你每时每刻都呼吸着带有病毒和细菌的空气。这些有害物质通常会被鼻子捕捉和消灭，但有时候它们也会严重侵扰鼻子内表面。这时候，鼻子会分泌一种叫鼻涕的黏液（mucus）。这就是让你的鼻子运行起来的东西。黏液也会向下流到你的喉咙里。它使喉咙的内表面发痒，让你咳嗽（coughing）。这些症状代表你感冒了。

将鼻子里的黏液擤出来扔进垃圾桶是个不错的办法。你打喷嚏或者咳嗽的时候使用纸巾也是很重要的。咳嗽和打喷嚏会将数千病菌喷到空气中。如果其他人吸入了这些病菌，他们也会得病。另外，你要勤洗手，因为黏液里的病菌会粘在你手上，从而传给其他人。你不愿意让自己的亲朋好友患上和你一样的病吧？

不要让食物进入呼吸道

携带着氧气的空气进入你的鼻子和嘴，流进你的嗓子（咽），经过你的喉头（喉），进入你的气管。你吃进去的食物也会走类似路径，所不同的是，空气进入喉头，而食物被送进另一根叫作食道（esophagus）的管子并流向你的胃。食物是不会进入你的喉头的，因为当你吞咽的时候，一片叫作会厌（epiglottis）的盖就会合下来盖住通向你喉头的开口，将它保护起来。除了氧气之外的任何东西进入你的肺可不是好玩的！

咳嗽的作用

像鼻子一样，气管内也有捕捉灰尘和颗粒的黏液，以及能同时摆动的细小纤毛，将包裹着颗粒的黏液向上清除出肺。这就为避免异物进入肺里又增加了一层保障。吸烟会破坏这些纤毛并产生更多的黏液，所以吸烟者把气管里包裹着异物的黏液清除出去的唯一办法就是咳嗽。这被称为"烟民咳"，而且这是吸烟者呼吸系统已经损坏的标

健康小贴士
那些重要的鼻毛

在你鼻子内部排列着的细小纤毛能够捕捉进入鼻子的灰尘和病菌。这保护着肺免受损伤，并保护身体免受那些致病菌的伤害。当人们抽烟的时候，长时间的烟熏真的会杀死这些重要的鼻毛。一旦这些毛没有了，病菌和灰尘就会直接进入你的肺和身体里。这是远离香烟的一个重要理由。

有趣的真相
空气是干燥的

你的鼻子和鼻腔内表面的一个职责是给你吸入的空气加湿。这就是如果你用嘴呼吸一段时间你的喉咙会发干的原因。空气可是相当干燥的！

注意

肺一直都遭受着外界的侵袭。怎么可能会发生这种情况？肺明明是在胸腔之内的，并且位于一道结实的肌肉防护墙的后面。找出数字代替的字母，得出答案吧！

T	H	E	Y	A	R
1	2	3	4	5	6
O	N	L	I	G	S
7	8	9	10	11	12
C	X	P	D	V	M
13	14	15	16	17	18

1-2-3-4   5-6-3

1-2-3   7-8-9-4

10-8-1-3-6-8-5-9

7-6-11-5-8-12

13-7-8-12-1-5-8-1-9-4

3-14-15-7-12-3-16   1-7

1-2-3   3-14-1-3-6-8-5-9

3-8-17-10-6-7-8-18-3-8-1!

志。如果他能把烟戒了，这个保护性纤毛系统就会在一段时间之后恢复。

灵敏是必需的

如果食物颗粒之类的东西和呛进去的水已经通过喉头进入气管，还有最后一处区域能确保这些东西不会进入肺。在将要连接肺的地方，气管分成两个支气管。这里有一处敏感区域叫作隆突（carina）。隆突是整个呼吸系统最敏感的地方。如果呛进来的东西已经冲破了之前所有的保护区，当它接触到隆突的时候，就会使你剧烈咳嗽。这是确保除了空气之外的其他东西不进入你肺里的最后一道屏障。

别噎着

如果你吞咽的时候不小心吸了一口气，你就有可能被食物呛到。你吃东西的时候，笑或是说话都有可能会引发这种事。进入你喉头的食物会引发咳嗽反应，这会让你咳得很厉害，

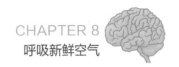

厉害的程度足以使你把食物咳出来。最糟糕的情况是，食物塞进你的气管并阻碍空气的进入。这种情况叫作噎住（choking）——这是非常严重的，足以致死。

对于被噎着的人来说，人们能做的一个简单的急救办法是从背后将他抱住，然后用力挤压将其肺里的空气挤出来。这通常会连带着把卡在里面的那点儿食物也喷出体外。这叫海姆利克急救法（Heimlich maneuver），已经救了很多人的命。每个人都应该学习海姆利克急救法的操作方法，万一遇到这种事就能沉着应对了。

支气管树

气管分成两条支气管的时候，就形成了支气管树（bronchial tree）的第一道分支。支气管树的各个通道始终保持开放的原因，是它们含有一种叫作软骨的骨头。支气管树这个称呼的由来是气管的分支形状有点儿像一棵树，不过实际上是一棵倒过来的树。

像树一样，支气管不断地分支为越来越细小的空气通道，最细的是细支气管。细支气管再分支下去就是很小的肺泡，肺泡在空气通道的末端呈丛状聚集，就像一串串小小的葡萄。每一颗葡萄都是一个肺泡囊（alveolar sac）。每一个肺泡都是一个细小的腔，血液在这里留下二氧化

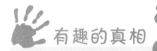

咳嗽的速度

当你咳嗽的时候，气管上肌肉的收缩能力非常强，使你喷射出的空气速度可达每小时97千米！

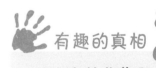

这么多的葡萄啊

科学家认为人的肺里有超过4亿个像葡萄一样的微小肺泡。

支气管树

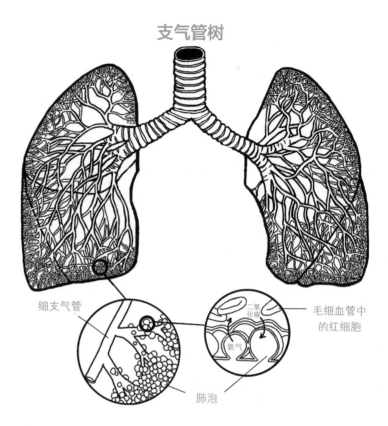

细支气管

二氧化碳

氧气

毛细血管中的红细胞

肺泡

碳，带走氧。和支气管树的管道不同的是，肺泡没有软骨，可以在你吸气的时候像气球一样鼓起来。

氧如何进入你的血液

目前你已经学习了血液是如何在你身体里循环流动，留下氧和带走二氧化碳的。随后，血液来到肺里，留下携带的二氧化碳，带上氧，开始了又一个循环过程。然而，血液究竟是如何完成这个奇妙的过程的呢？

肺泡上的血管是微小的毛细血管。毛细血管准确地连接着肺泡，并在肺泡上面交织成网状。肺泡的形状像气球，上面的很多地方都有毛细血管覆盖。肺泡壁和毛细血管壁都是非常非常薄的——比这张写着这些字的纸还薄。它们共同组成呼吸薄膜（respiratory membrane）。薄膜的一面是氧，另一面是流经这里的富含二氧化碳的血液。由于肺泡里的氧比血液里多，氧穿过很薄的呼吸薄膜进入到血液中，这一过程叫扩散（diffusion）。由于血液中的二氧化碳比肺泡里的多，二氧化碳也会发生扩散，但方向是相反的——从血液穿过薄膜进入肺泡。这就是氧流入血液以及二氧化碳流入肺泡的方式。气体交换完毕！接下来，你呼出二氧化碳再吸进氧。你的红细胞携带上氧，运送到你全身的每一处。这个过程随着你每一次呼吸持续不断地进行着。

呼吸的工作方式

呼吸就是一呼一吸——呼出气和吸进气——但它并没有听上去的那么简单。有很多重要的组织帮助你获取重要的氧气，并且让它以你需要的方式向下深入到肺里。

你的肺实际上连接着胸廓的内表面。肺的底部也连

你需要知道的词语

呼吸薄膜

呼吸薄膜是由贴在一起的肺泡壁和毛细血管壁融合成的。氧气和二氧化碳通过这层薄膜进行交换。

你需要知道的词语

扩散

扩散就是一种气体不断分散开，直到均匀地充满每一处空间的过程。换句话说，氧能从肺泡流入血液是因为肺泡中的氧比血液中的多。扩散要使两个地方物质的数量相等，所以物质便在薄膜间流动。

进和出

　　你每一天都有一件重要的事要做，而且你做了不止一次，而是很多很多次。它是什么呢？通过回答下面每道问题，找到这个谜题的答案。这些问题的答案都是数字，把这些数字填在空白处。然后，把这些数字加在一起，将得到的结果写到下方的空方块里。最后，将下列单词中正确的元音字母找出来，得出最终答案。

你感受味道的器官＿＿＿个

你身上有＿＿＿只耳朵

你两只手一只脚共有＿＿＿根指头

你身上有＿＿＿个肚脐眼

你的心脏有＿＿＿个腔

YEI BRUOTHU OBEIT

THEISOND TAMUS O DOY!

接着横膈膜，横膈膜是一片发达的圆顶状的肌肉，肺盖在它之上。你的肺是很有弹性的——像气球一样。你可以把肺想象成一个空的气球，只有顶端有一个开口——那是气管。当你呼吸的时候，以下几件事就发生了：

1. 横膈膜收缩，形状变得扁平并向下拉动肺。这个动作发生在你休息的时候，甚至不需要你去指挥。

2. 你肋骨之间的肌肉也会收缩，拉动你的胸廓，而你的肺连接在胸廓的内表面上。这个动作发生在你奔跑或激烈比赛这种需要更多氧的时候，或者发生在你决定做一次深呼吸的时候。

3. 上面两种肌肉收缩都会使你的肺扩张，让它里面的空间变得更大。

4. 你肺内空间的变大造成一个气压改变，从而使空气被压进肺里并将其填充。这就是吸气（inhalation）。

等待呼气

你的肺是具有弹性的，因此在你吸气之后，肌肉会放松并且胸廓也塌缩下去，你的肺自然就缩回到原来的大小，推动你呼气（exhalation）。有时候，你需要强制将空气排出。这需要一些肌肉的帮助。它们迫使胸廓塌缩并使膈肌上升，将肺迅速缩小并强制将气呼出。你在吹口

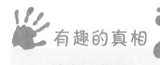

有趣的真相

鲨鱼无懒汉

大部分鲨鱼没有其他鱼那种向嘴里推送水的肌肉。它们必须不停地游泳来确保含有氧气的水流进它们的身体并通过它们的鳃。如果停止游泳，它们真的就会沉下去了！

做一个肺的工作模型

你将用到2个气球，2根橡皮筋，1个空的去掉标签的干净塑料苏打水瓶子（300毫升装的就够用了）。另外准备1根吸管、1小块橡皮泥和1把刻刀，但需要让成年人来操作。

1.找一个成年人，请他用刻刀在瓶子底部切出一个硬币大小的洞。

2.将一个气球扎住口（不需要向里吹气）。将气球的顶部切掉一小部分，然后将切口套在瓶底，并用橡皮筋捆住固定。

3.将另一个气球的口套在吸管的一端，用橡皮筋捆住固定。

4.将吸管拴有气球的一端插进瓶子里，使吸管的开口朝外。让气球下降到瓶子的中间位置（不能让气球贴在瓶底）。

5.用橡皮泥堵住瓶口并固定住吸管，并确保整个瓶口都被橡皮泥封住。

6.向下拉捆扎在瓶底的气球，这会使瓶子里的空间变大。注意，现在瓶子里的气球也变大了。这一过程向你展示了肺扩张的方式，肺将空气吸入内部，就像瓶子里的气球一样。这是吸气进行的方式，很酷是不是？

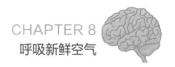

哨、唱歌、喊叫或者仅是吹灭生日蜡烛的时候，就会用到
强制呼气。

祝你健康

你做的很多事情都可能会影响到正常的呼吸节律，如
咳嗽、打喷嚏、哭泣、大笑、打嗝和打哈欠。这些动作的
作用都不同。

➕ 咳嗽的时候，你做了一次深呼吸，然后强制进行了
一次突然吹气，将空气喷出你的肺和嘴。这通常是在有东
西侵扰呼吸道内表面的时候发生。

➕ 打喷嚏（sneezing）时，你同样做了一次深呼吸，然
后强制进行了一次突然吹气，将空气喷出你的肺。不同的是，
这时空气不仅从你嘴里出来，还从你的鼻子里喷出来。大多数
时候，你不知不觉就打了一个喷嚏，甚至没有经过思考。

➕ 哭（crying）的时候，你突然强烈地进行吸气，伴
随着短促的呼气。这是在你情感上受到刺激时发生的。

➕ 大笑（laughter）的时候，你做了很多和哭的时候
相同的事，呼吸的动作也一样。这同样发生在你受到情感
刺激的时候。

➕ 打嗝（hiccups）的时候，你做着突然的、强烈的，
有时是痛苦的吸气。这发生在你的膈肌痉挛的时候，可能

滚出这里

你的身体有个神奇的能力，就是将侵扰到它的东西清除出去。这些强有力的反应有助于清除可能堵塞重要空气通道的灰尘和颗粒。

数出下面两个单词上的点数，然后将这个数字乘以每一道谜题中给出的倍数，就会引导你找出身体清除这些颗粒的实际速度。

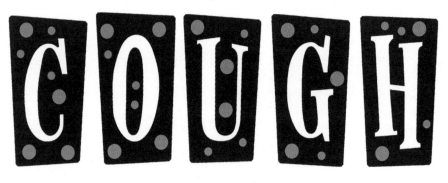

（注：打喷嚏）

\#　点数 ＿＿＿ x 5 = ＿＿＿　英里[1]/小时

（注：咳嗽）

\#　点数 ＿＿＿ x 2 = ＿＿＿　英里/小时

1. 1英里约为1609米。

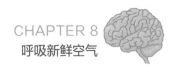

会持续好几分钟。

⊕ 打哈欠（yawning）的时候，你张大嘴巴做了一次非常深的吸气。

呼吸困难

有很多因素会影响呼吸道的健康。由于为细胞供氧是很重要的事情，为了终生健康地呼吸而保养好肺是一个好办法。许多呼吸疾病是由发生在身体之外的事情造成的，如吸烟、污染、病毒或细菌感染、不慎呛入食物等。

那些抽一辈子烟的人老了以后经常会得肺气肿（emphysema）这种病。这是当肺里的小肺泡坏掉时，能进行气体交换的区域变少所致。有些得肺气肿的人即使和其他人的呼吸量一样，也会感到缺氧。肺气肿没有治疗方法，所以最好从一开始就不要得这种病。

吸烟者也可能得肺癌。长时间吸烟会严重损害正常的肺细胞，使它们开始变性和恶性增殖，这时人就得了肺癌。癌变的细胞随后继续扩散，很快便占据了整个肺，病人这时就会死亡。

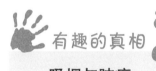
有趣的真相

吸烟与肺癌

一个不那么有趣的事实是，在美国，已经死亡的癌症患者中，有三分之一是死于肺癌（lung cancer）。患肺癌的人中90%都是吸烟者。

你需要知道的词语

过敏

你的身体被一些东西刺激后，可能会对这个东西非常敏感并产生反应，这叫作过敏。有过敏症的人必须注意避免接触自己对其过敏，或者自己的身体会对其产生反应的东西。

当你不能呼吸的时候……说什么都晚了

那些暴露在空气污染、二手烟（secondhand smoke）等环境下或有很多过敏症（allergies）的人，尤其是孩子，会得哮喘（asthma）。当你的呼吸道受到侵扰和刺激，支气管周围的肌肉紧缩，无法让足够的气体通过的时候，哮喘就发作了。哮喘是很可怕的，那种感觉有点儿像拼命用一根吸管呼吸。药物可以使支气管的肌肉舒张从而打开呼吸道，但最好的办法是不要吸烟以及终生保养好肺。

高海拔

到访一处高海拔（altitude）地区，比如一次登山旅行，可能会影响你的呼吸。高海拔地区空气中的氧气很少。为了得到你身体需要的氧气，你必须努力地呼吸。几天之后，你的身体将会适应稀薄的空气。达到这种效果的办法之一是产生更多的红细胞运送氧。如果你刚抵达山区就很快进行运动的话，你的身体会有头疼、气喘、脱水等反应，甚至会心脏病发作。登山的时候不要操之过急！

CHAPTER 9

我饿了——消化系统

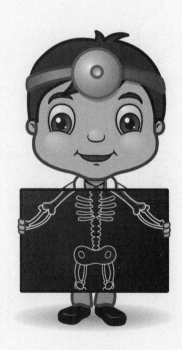

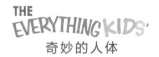
漫长曲折的道路——你的消化道

你吃下去的食物都会踏上一场漫长的旅程，途经你身体内的许多器官。你体内的这一部分叫作消化道（digestive tract），它包括口腔、食道、胃、小肠和大肠。你的消化道主要是一根很长的中空的肌肉管道，有的地方是直的，但大部分是弯曲盘绕的。它的两端都有通向外界的开口。这表明即便你看不出来，体内的消化系统也确实是与体外相连的。

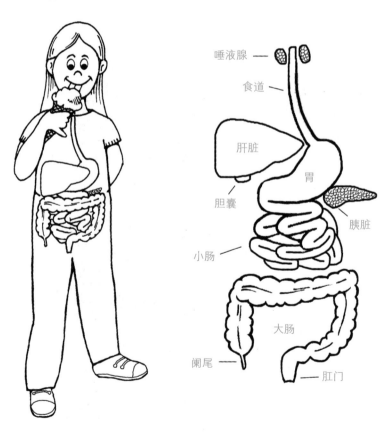

唾液腺
食道
肝脏
胃
胆囊
胰脏
小肠
大肠
阑尾
肛门

140

消化系统为你提供赖以生存的能量。它通过以下几项重要的任务来完成这个使命：

- 摄取食物。

- 分解食物。

- 将分解后的食物送入血液中，通过血液运送至需要能量的细胞。

- 排出无法消化利用的食物残渣。

朋友给的一点儿帮助

你的消化道在分解食物时会得到其他器官的帮助，例如牙齿、舌头、唾液腺、肝脏、胆囊和胰脏。它们也是人们熟知的附属消化器官（accessory digestive organs）。食物通过咀嚼和搅拌，完成物理分解，再经过消化液的化学分解。有些物理分解和化学分解由消化道完成，另一些则由附属消化器官完成。二者共同协作完成任务。

咀嚼食物——从口腔开始的消化

在吃东西之前，你闻到、看到甚至仅仅想到食物都会流口水。这是消化的开始。当你将食物放进嘴里，很多事情由此开始。首先，你会尝到它的味道，这有助于你判断是否

健康小贴士

保持健康的微笑

你的牙齿是消化系统的重要组成部分，帮助你享用食物。正在被咀嚼的食物会释放出你喜欢的味道。健康的牙齿充满魅力，让你变得更加光彩照人。护理好你的牙齿十分重要。你要在吃完东西之后再刷牙，并且每天至少刷两次牙，每晚睡觉前也要尽量用牙线清理牙齿。

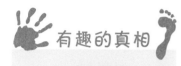

有趣的真相

口腔异味

口腔异味又称口臭（halitosis），可由不刷牙引起，也可由白天时唾液腺不能按时足量分泌唾液清洁口腔所致。

你需要知道的词语

食团

食团就是食物经过咀嚼后形成的又小又圆又软的团块，可以被你吞咽下去。

喜欢它。其次，你的口腔是一台由肌肉、骨骼、牙齿和腺体组成的食品加工机。以下是食物在你口腔里发生的变化：

🔵 强壮有力的嘴唇和面颊将食物保存在口腔里，固定在两排牙齿之间。

🔵 你的牙齿将食物研碎成更加容易吸收的小块。

🔵 你的硬腭构成口腔的顶部，舌头将食物按压在硬腭坚硬的表面上进行咀嚼和翻转。

🔵 唾液腺（salivary glands）将唾液分泌到你的口腔里，和食物混合在一起。唾液（saliva）中含有叫作酶（enzymes）的蛋白质。酶开始分解食物，协助将食物全部压成一个柔软的团块，叫作食团（bolus）。这样使食物更容易咽下去。

🔵 你的舌头是一条强健的肌肉，能卷住食物，并将其不断地推向两排牙齿之间，让食物接受咀嚼。舌头还有助于食物与唾液的混合。

🔵 当食物被咀嚼、润湿并挤压成一个小食团后，你咽下食团，强健的喉咙（咽部）会收缩并将食物向下推到食道里。

🔵 食物在食道中向下穿行，到达你的胃。食物在食道里的行程可达25厘米长。

用口水浸透食物——唾液腺

当你进食的时候，数个唾液腺会分泌唾液。这些唾液腺分布在舌下、两腮以及颌部，它们通过叫作导管的小管道向你的口腔里分泌唾液。唾液有很多功能：

➕ 在你吃完东西后帮助清洁口腔。

➕ 对食物进行化学分解，让你感到食物更加可口。

➕ 将食物浸湿，使其形成一个可以吞咽的食团。

➕ 唾液里的酶可以对含淀粉的食物进行初步的化学分解。

换字母游戏

有句话可以形容你消化系统发出的一种常见声音。按以下提示，将下列单词中的字母置换一下，找出这句话是什么。

BORBORYGMUS

把B换成ST _____

把第一个R换成一个M_____

把Y换成ROWL_____

把G挪到中间_____

把MUS换成ING_____

把BOR换成ACH_____

淀粉酶（amylase）

淀粉酶是唾液里一种用处很大的物质（酶），可将食物中的淀粉分解为单糖，供身体使用。

有趣的真相

盛放酸的坑洞

你胃里分泌的用来消化食物的胃酸是酸性很强也很危险的，你的胃壁必须覆盖上一层厚厚的黏液，否则胃壁就会连同食物一起被消化了。你胃环境中的酸性是你血液里的10万倍。

口水是什么

唾液里大部分都是水，除此之外里面还有一种强效的酶，叫唾液淀粉酶。唾液淀粉酶对口腔里的淀粉进行初步分解。一片满含淀粉的面包在口腔里接受咀嚼——物理切割，并且开始进行化学分解。而花生或肉这类富含蛋白质的食物仅仅被咀嚼成更小的碎块，一直到达胃里才会开始消化。

唾液还有一些化学功能，可杀灭部分留存在食物里的细菌、病毒或真菌，并会减缓细菌在口腔里的滋生，防止它们腐蚀你的牙齿。

你咕咕直叫的肚子——胃

吃下去的食物在你的消化道中穿行，但它留在胃里的时间比在消化系统其他地方的时间都要长。胃（stomach）约有25厘米长，在食道送入食物的一端开始，在食物进入小肠的另一端结束。你的胃像一个气球一样，空的时候很小，填满的时候可以扩大很多。空的时候，它的大小只有半升左右，大概是两杯牛奶的量，然而它可以扩大到可以装下4升——16杯的牛奶！

胃的职责是进一步分解食物。它通过很多途径来分解食物，同时也在繁重的消化工作中保护自己不受损伤。下面是你的胃做的一些工作：

⊕ 胃用它强健的胃壁将食物挤压、搅拌、捣烂和粉碎为越来越小的碎块。它也会将胃消化液与食物搅拌在一起，帮助进行消化。

⊕ 胃释放另一种叫作胃蛋白酶（pepsin）的酶来消化食物中的蛋白质——这些食物包括坚果、蛋类和肉类。

⊕ 胃内表面的特殊细胞分泌一种强酸——盐酸（hydrochloric acid），来杀灭食物中的所有细菌。胃酸还可以对蛋白质进行初步消化。

⊕ 胃还能产生并释放一层厚厚的黏液覆盖在胃壁上，保护胃壁不受自身分泌的酸的腐蚀。

⊕ 尽管大部分食物中的营养物质是在小肠中被吸收进血液，但胃能吸收很多药物，包括阿司匹林。胃同样也能吸收酒精。

B族维生素关乎生死

胃还有一项功能是你应该知道的，而且这可能是所有功能中最重要的。胃产生并释放一种叫作内因子的化学物质。内因子使小肠能够从你吃的食物中吸收维生素B_{12}（vitamin B_{12}）。植物中不含维生素B_{12}，所以如果你是一

健康小贴士
关于呕吐

呕吐（throwing up）一点儿都不好玩，但通常不是无缘无故发生的。你吃了含有致病细菌的东西，吃过多的调味料，甚至只是吃了太多的食物都有可能引发呕吐。你感染了病毒或者对食物、药物产生了过敏反应也会引发呕吐。有些时候，你就连看到或闻到不喜欢的东西也会呕吐。当身体想要呕吐的时候，你通常是没有办法阻止它的。呕吐这个指令恰恰是由你的大脑直接发出的，所以你只能抱着既来之则"吐"之的态度，然后用水漱口并刷牙——那些胃酸对你的牙齿可没好处！等你感觉好点儿了，喝点儿水来补充你流失的水分。

愚弄你的胃

你可以戏弄自己的胃，让它在你吃东西前就开始工作。有时候，胃在你吃东西之前就会对食物做出反应，产生胃酸。你可以通过看、闻、尝甚至想象食物来做到这一点。

1. 挑一种你最爱吃的食物，请大人在晚饭的时候做给你吃。

2. 吃完午餐后，你不要再吃任何东西，好让自己在晚餐时间感到饿。

3. 在吃晚饭之前，去桌子上看着食物，闻一闻，想象它有多好吃，咀嚼和咽下这些食物的感觉有多好。用勺舀一小点儿食物只舔一下，能尝出味道就行了，千万不要吃下去。你感到自己流口水了吗？

4. 你的胃感觉如何？它动了吗？它有没有出现响声？你是不是感到比这个实验开始之前更饿了呢？你已经戏弄了你的胃，让它提早工作了！

健康小贴士

灼痛和绞痛

有时候，人的胃会停止产生用来保护胃免受胃酸侵蚀的厚层黏液。当人在压力过大以及喝过多咖啡或酒的时候就会引发这种情况——胃的内表面开始遭受腐蚀。这叫溃疡（ulcers），是很疼的！

个素食主义者，你需要吃维生素片。维生素B_{12}之所以重要，是因为你需要它来产生红细胞。没有红细胞，你的身体就不能获取和运送氧。没有氧一切都会终止，包括你的生命！

留出你的胃

在离开胃的时候，食物已经被消化为奶油般的糊状

黏黏糊糊

　　黏液包含由你的鼻子、肺和消化道内表面分泌出的黏性物质。黏液大部分由水和盐组成，但一种叫作"黏液素"的蛋白质赋予黏液很好的黏性结构。你应该很高兴胃的内表面有一层厚厚的黏液。为什么呢？把胃里的词按顺序找出来，写在这页纸下面的空白处，看一看这句话是什么意思。

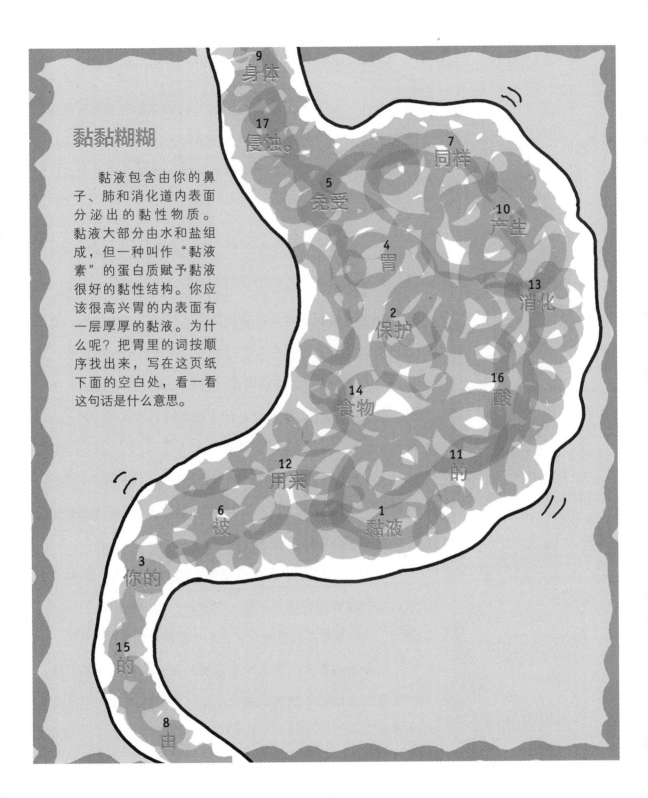

9 身体

17 侵蚀。

7 同样

5 免受

10 产生

4 胃

13 消化

2 保护

16 酸

14 食物

12 用来

11 的

6 被

1 黏液

3 你的

15 的

8 由

阑尾是大肠上的一个袋状物，据我们所知没有任何功能。相反，它还会积累、滋生细菌，直到某一天发炎，开始疼。这时你就患上了阑尾炎（appendicitis）。这真的是非常疼啊！疼痛的位置就在腹部的右下角，所以医生很快就能判断出是什么病。他们会做手术把阑尾取出来。有时候阑尾发炎很厉害，医生必须马上实施手术。不是每一个人都会得阑尾炎。最常见的发病人群是青少年，但是任何年龄的人都有可能发病。

物，叫作食糜（chyme）。你的胃在饭后4小时左右就会完全排空。这时，所有的食物已经被送进你的小肠。当食物全都离开胃的时候，胃就会像手风琴一样自动折叠起来，在你吃东西之前不再活动。

真正吸收食物营养的地方——小肠

小肠在消化道中紧接着你的胃。它是一个中空的、充满肌肉的管道，但它在你腹部的一片区域里不断地盘旋、延伸着。小肠只有约3厘米宽，但它是消化道中最长的部分，全长约有2米。如果你能使小肠上的全部肌肉松弛，实际上小肠可以扩张成大约6米长！

小肠内部从你吃的食物里吸收营养。有三样东西使小肠的内表面能够将营养很好地送入你的血液当中。这些东西都会使小肠的内部面积增大，使其能够吸取更多的食物（营养）。

1.像胃一样，小肠也有褶皱。当食物充满小肠的时候，这些褶皱便会像手风琴一样展开，使小肠内部的面积增大。这样就使小肠吸收食物营养的面积增加了。

2.小肠的内壁上覆盖着手指状的绒毛。这也使得小肠内表面区域的面积增大，相比平坦的内壁能吸收更多的食物营养。

3.每一根手指状绒毛上还覆盖着更加细小的微绒毛（微的意思是实在太小了——小到你可能需要借用显微镜才能观察），这样就又产生了更多可以吸收食物营养的区域。

等食物到达小肠的时候，大部分食物最终都能被充分分解并被身体利用。尽管这时的食物更多的是液体，但脂肪的消化仍在进行着。食物在小肠里会待3~6小时，所有的营养都会被带入（吸收进）血液中，被身体的其他部分利用。

不要浪费水！大肠的功能

大肠（large intestine）一圈圈地环绕在小肠的周围。大肠按行进的方向分为3个区域——升结肠（ascending colon，向上行进）、横结肠（transverse colon，横向行进）和降结肠（descending colon，向下行进），而按功能则分为盲肠（cecum）、阑尾（appendix）、结肠（colon）、直肠（rectum）和肛管（anal canal）。

当你要上厕所的时候……

食物残渣要在你的大肠中存留12~24小时。大肠的职责是将食物残渣中残留的水和盐回收。它的下一个职责是将残渣沿着直肠一直排出体外。这部分活动在你吃完一顿饭的时候就开始了。食物进入你的胃里后会向大肠发出信

你需要知道的词语

肠子（bowels）

肠道有时候叫肠子。食物在通过你的全部肠道，作为废物被排出的时候，也叫排空肠子。

健康小贴士
注意纤维素的摄入

你的饮食中富含纤维素（fiber）的有谷物、燕麦、豆类和蔬菜。这类食物在大肠中结成块，增进大肠肌肉收缩，有助于大肠更好地工作。大量的纤维块也意味着你的肠道不需要太费力的挤压便可将废物（或称粪便）排出体外。纤维块也会软化粪便，使其更容易通过肠道。因此，摄入纤维素来使肠道顺畅蠕动吧！

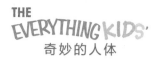
号，让大肠排出留存的残渣，因为更多的残渣即将到来。这时你就会感觉到强烈的便意，需要上厕所解决一下。

真是垃圾

当食物中所有值得保留的物质都被吸收之后，就要排出剩下的东西，这些东西便是渣滓（feces）。你感到强烈便意的时候就是发生排便（defecation）反应了。残渣被推动着经过你的结肠，顺着你的肛门排出体外。食物消化过程便完成了。

为什么放屁

大肠里有细菌对于身体来说是很平常的，也是很有益处的。这些细菌将你吃的东西中未消化的部分进行发酵，产生你所需要的B族维生素和维生素K。然而，细菌在工作中也会产生气体，如甲烷——每天可多达500毫升。这些气体总要有去处的，于是便从你的肛门出来了。有时候，这些气体会在最尴尬的时刻出现。但你应该知道，地球上的每个人都会产生气体，所以你不是唯一一个在那儿排放气体的人——每一个人都会放屁（farting）。

你需要知道的词语

排便（粪便）

将废物排出体外的过程叫排便。这种废物叫渣滓或粪便。人们给渣滓起了很多名字，但这些名字指的都是同一种东西。

协助器官——肝脏和胆囊

肝脏（liver）是一个大器官，由四叶组成，重约1千克。它位于你身体的右侧，就在膈肌的下方，受你胸廓的保护。肝脏是你最重要的器官之一，但它的功能中只有一小部分和消化相关。这个功能就是分泌胆汁。胆汁（bile）是绿色的又黏又滑的液体，有助于小肠分解你吃的食物中的脂肪。肝脏通过一个叫作胆管（bile duct）的管道连接着小肠。胆管的管就是管道的意思。胆汁也帮助小肠将脂肪吸收到血液中以供身体使用。

胆汁储存在胆囊里，胆囊（gallbladder）是一个位于肝脏下面的绿色小囊，也连接着胆管。胆囊中的胆汁是比较黏稠的。当你吃了含有脂肪的食物时，胆囊就会通过胆管将胆汁释放到小肠中去行使它的功能。直到食物进入小肠，里面的脂肪才会开始消化。你每次吃东西的时候，胆汁都称职地履行着自己的责任。

保持酸碱平衡

胰腺是协助消化的另一个重要器官，它同时也是一个腺体，能产生胰液，并通过胆管将其释放到小肠中去。胰液中有能分解各种食物的酶，并有助于维持胃分泌的胃酸和食物之间的酸碱平衡。胰腺是你身体中的酸中和剂制造机。就像之前讲内分泌系统时提到的，胰腺也释放激素——胰岛素。将血液中的糖运送到需要糖的细胞时，胰岛素起着关键作用。

肚子里的疾病

你的消化道的每一个部分都有可能出现异常状况，比如胃溃疡、阑尾炎、胆结石、胰岛素分泌不足，导致口臭或者呕吐等不良反应。在大部分情况下，你都可以通过一份营养均衡的合理膳食来保持消化道健康，包括多吃水果、蔬菜、粗粮、瘦肉以及少量的乳制品和脂肪，锻炼身体，保持体重不过重等，就连刷牙和使用牙线也都有益于你的消化道健康。

腹泻

拉稀是由于食物通过大肠速度太快，使大肠来不及从食物中回收你身体需要的全部水分。这可能会发生在细菌侵扰大肠的时候。如果一个人长时间腹泻，是因为遭受更加严重的细菌感染，如痢疾，那么这个人可能就会脱水，在严重情况下还会导致死亡。在一般情况下，腹泻几小时之后，你可以喝点儿水、果汁或运动饮料来补充流失的水分。

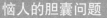

健康小贴士
恼人的胆囊问题

当一个人的饮食中含有过多脂肪的时候，胆囊便无法正常工作。这会导致脂肪和盐在胆汁中形成很硬的晶体小球，即胆结石（gallstones）。胆结石会造成剧烈疼痛，而且如果医生不能将它们粉碎，那就只能通过手术将胆囊全部摘除。如果你家里有人得了胆结石，你就需要注意一下自己的饮食，因为你也有引发胆结石的可能。一份营养均衡、脂肪少的餐单更有利于你身体的健康。

CHAPTER 10

会休眠的系统——生殖系统

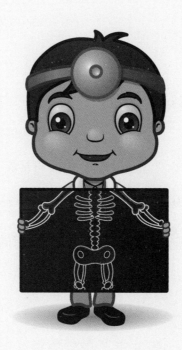

你需要知道的词语

青春期

当孩子达到性成熟，可以生自己的孩子的时候，他们就到了青春期。每个人青春期开始的年龄差异很大，而且这在他们完全成熟之前是一个性激素作用于性器官的长期过程。之后你就成人啦！

你需要知道的词语

受精（fertilization）

一个雌性的卵子接受一个雄性的精子从而准备好产生新的后代，叫作受精。这个过程发生在全部动物以及很多植物身上。

小管

身体中很细很细的管道叫小管，它们将物质从一处运输到另一处，小管位于肾脏、睾丸和其他器官中。

唤醒生殖系统

你目前为止所看到的器官和系统都在无休止地工作，为的是保持你身体各部分处于平衡状态，并能良好运行。从你生下来的那一刻一直到死，这些系统一直在工作着。与之不同的是，你的生殖系统直到青春期才会启动。

男孩和女孩的生殖系统是不一样的，但它们的目的一样——生小孩。这些器官包括一对主要性器官（primary sex organs）和各自的附属性器官（提供协助工作的其他性器官）。附属性器官包括腺体、管道和身体外部的性器官——外生殖器（external genitalia）。

男孩的身体

男孩的主要性器官是两个睾丸（精巢）。睾丸产生精子（sperm），同时也是内分泌腺，产生激素——睾酮（testosterone）。所有其他性器官，包括其他的腺体、管道以及阴茎（penis）都仅仅是提供协助的附属性器官。它们有助于保护精子，使其能够游到卵子那里，并产生受精作用。

精子生活在哪里

睾丸由两层纤维层保护着，加上一层叫作阴囊

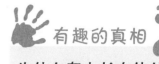

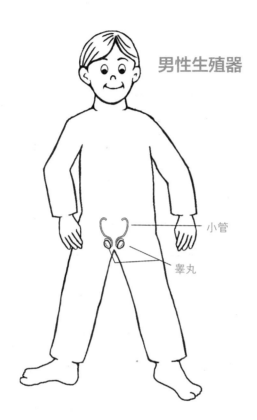

男性生殖器

小管

睾丸

（scrotum）的外部保护囊。睾丸的内部由长长的盘旋着的小管（tubules）组成，这里能产生精子。一旦男孩过了青春期，他的睾丸就会在他的后半生一直产生精子。精子在必要的时候会通过睾丸内的小管游下来，经过阴茎来到外界。这是一条和排尿（urination）相同的通道，但尿液来自于膀胱而不是睾丸。尿液可以一天数次经过这条通道，而精子大部分的时候还是储存在睾丸里。

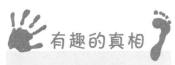

有趣的真相

很多精子

一个男人释放一次精子叫作射精（ejaculation）。每次射精都能释放出5亿个精子！一般情况下，那些精子中只有一个能够受精。

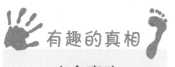

有趣的真相

生命赛跑

一般情况下，只有一个精子能和卵子进行受精，所以精子争相游向卵子的过程就是一场生命的赛跑！但你知道精子微小的尺寸时，你才会觉得它速度快——小到肉眼看不见。事实上，它们每小时只能行进23厘米左右。

游泳的精子

由于精子有一条来回拍动、推动它们前进的尾巴，使得它们可以靠游泳来行进。精子必须在一个液体环境中游泳，所以在它们经过小管下到阴茎里的时候，好几个腺体会向小管分泌液体，帮助精子上路。精子连同附属性腺分泌的液体一起被称为精液（semen）。

精子实际上是什么

你可能知道，一个精子和一个卵子发生受精是一个婴儿生长的开始，但精子实际上是什么？精子包含一套由父亲为未来婴儿准备的遗传密码，就像卵子包含来自母亲的遗传信息一样。所以，精子提供产生新生儿所需信息的一半。

真正的王者

很多人认为阴茎是男人主要的性器官。这可能是因为它位于身体之外容易被看到的位置。事实上，睾丸才是主要的性器官。阴茎只是输送系统，像你花园里的管道向草坪运送水一样。

超级大块头

你认识的最高大的人是谁？是你的爸爸吗？还是一个著名的橄榄球运动员？或是一个职业摔跤手？很难想象这些又高又健壮（或许只是胖）的人曾经和你我一样矮小。这怎么可能呢？破解下列密码来找出答案。

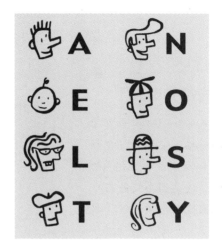

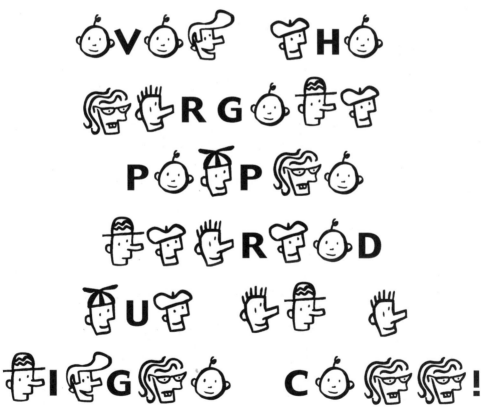

157

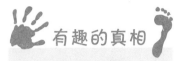

痘痘长出来了

男孩和女孩处于青春期的时候，他们的皮肤和毛发会较往常分泌更多的油脂。这是因为皮肤当中的皮脂腺和生殖系统一起启动了。尽管一些青少年会比其他人长更多的青春痘（pimples），但几乎所有人都会长一些。这可能是男孩、女孩比较尴尬的一段时间，但你应该知道每个人都会经历这些。

男孩的青春期

当一个男孩在14岁左右开始经历青春期的时候，睾丸会释放激素——睾酮。睾酮启动生殖系统，很多事就此发生了：

- 身体，包括脸上，开始长毛发。
- 男孩可能会突然长高很多。
- 男孩的肌肉会更加发达。
- 男孩的声音会变得低沉。
- 男孩会开始用以前从来没有过的方式注意女孩。
- 可能会长青春痘。
- 睾丸开始产生精子。
- 阴茎会长得更长。

当青春期过完，一个男孩就达到他的成人状态。他是一个男人了！

女孩的身体

女孩的主要性器官是卵巢。这两个卵巢释放卵子（eggs）。它们也是内分泌腺，能产生激素——雌激素（estrogen）和黄体酮（progesterone）。所有其他性器官，包括子宫（uterus）、输卵管（uterine tubes，运送卵子至子宫）和阴道（vagina）都是附属性器官，有助于精子和卵子相结合，孕育婴儿。

卵巢大约有桃仁大小，位于腹部之内，子宫的两侧。一个女孩在出生时，所有的卵子都已经保存在她的两个卵巢之内。她一生不再产生新的卵子，而一个男孩一生都在产生精子。

女孩的青春期

女孩在10~15岁进入青春期，卵巢会开始释放激素——雌激素和黄体酮。这些激素启动生殖系统，很多事开始发生：

● 卵巢开始每个月排卵。

● 女孩会开始长高，乳房会长得更大。

● 腋下和下体会长毛发。

● 女孩可能开始以之前没有的方式关注男孩。

● 可能会长青春痘。

● 臀部周围可能会变得更丰满。

● 开始进入月经周期（menstrual cycle）。

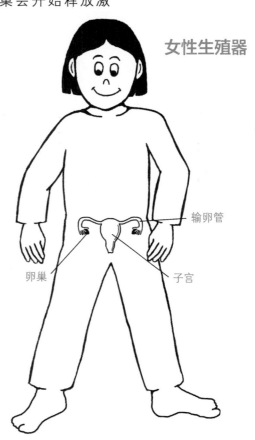

女性生殖器

输卵管

卵巢

子宫

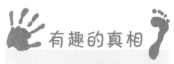

有趣的真相

很多卵子

一个女孩在她出生时，她的卵巢可能会带有大约70万个卵子，但她一生中只会释放大约500个卵子。

你需要知道的词语

受精卵

一个精子和一个卵子发生受精作用形成受精卵。这个细胞会逐渐发育成胚胎。

当青春期结束，一个女孩达到她的成人状态。她是一个女人了！

释放卵子

卵巢每个月释放一个卵子的行为叫作排卵（ovulation）。卵子会顺着管道向下行进至子宫。子宫每个月都会使自己准备好接受一个受精卵（zygote）。受精过程会在卵子到达子宫之前就在输卵管中发生。然后，受精卵就会在子宫壁上着床并开始发育为一个婴儿。

女孩的生殖系统比男孩的要复杂得多，因为如果她卵子中的一个受精了，她的身体就会支撑和照管一个生长的婴儿。

如果卵子没有受精，子宫壁就会开始分解，又一个月经周期开始了。

月经周期

一个女人每过28天完成一次月经周期。月经周期分为几个阶段，大致的过程是（尽管每个女人都略有不同）：每个月卵巢用10天时间准备释放卵子。释放卵子叫作排卵。排卵时卵子向下通过输卵管，行进至子宫里。卵子在到达子宫之前，可以受精的时间多达3天。如果没有受精，14天后就会开始来潮，女人就到了月经期，这标志着一个月经周期的结束。然后，女孩体内就会开始重复上述全部过程。

怀孕和婴儿

你现在已经了解了精子和卵子，知道了它们是如何结合在一起引发受精并孕育一个婴儿的。受精和婴儿出生之间的这段时间对于女性来讲就是怀孕，也叫妊娠（pregnancy）。

你在学习了人体的构造之后，想一想我们每个人都是从一个单个的细胞发育而来是多么的神奇。难怪人们称其为诞生的奇迹。一个新生儿的发育真是一件值得关注的事。

受精后，由精子和卵子结合而产生的第一个完整细胞叫作受精卵，精子和卵子各自为受精卵贡献一半的遗传密码。在接下来的几个星期里，受精卵逐渐生长为胚胎（embryo）。然后，再过几个月胚胎发育成胎儿（fetus）。在280天后，这个细胞会变成一个婴儿并被分娩出体外。

为婴儿供给营养

在受精后几个月的时间里，这个细胞在女人的子宫内部生存和生长。很多事情在这时发生。在生长和发育的时

你需要知道的词语

胚胎

在受精后的第三个星期到大约第八个星期的时间里，发育着的胎儿叫作胚胎。

胎儿

从受精后的第九个星期直到出生，发育着的婴儿叫作胎儿。

你需要知道的词语

胎盘

一个仅在怀孕期间发育的器官。胎盘为发育中的婴儿提供食物、氧、激素并排出废物。一旦婴儿出生，胎盘就会从母体排出来。

候，胎儿通过胎盘从母体获得氧和营养。胎盘（placenta）是一个只在妊娠期间发育的器官。母体摄入的所有东西，一个正在发育的胎儿都能通过胎盘获取其中的一部分，包括氧、食物甚至是药物。这就是孕妇必须非常小心的原因。酒精、药物甚至疾病，如麻疹，在怀孕期间都会进入孕妇的血液并对发育中的胎儿造成影响。

养大一个新生儿

在9个月的妊娠期间，女人的身体也在变化。前3个月她可能会经常有想呕吐的感觉，特别是在早晨。这看着像是一种在早晨发作的病，但对于孕妇来说很正常。

在后面的几个月当中，胎儿会发育，并会占据更大空间，这些空间原本是孕妇自身器官的所在地。当孕妇在夜间躺下来的时候，婴儿会压迫她的胃、胆囊和肠道并使她感到不舒服。她可能会更频繁地排尿。一些食物也会变得不合口味，使孕妇的饭量变小。孕妇的乳房会增大，为哺育婴儿做准备。

直到怀孕的末期，孕妇的脚都会浮肿，她可能还会非常容易疲劳。怀孕是一件多么艰辛的工作啊！

婴儿出生了

9个月之后，婴儿发育完全并准备出生了。尽管产妇可能已经做好了干苦差事的心理准备，但工作的艰苦性还是出人意料。她们必须生出这个婴儿，这叫作分娩（delivery）。无论你问哪一个生过孩子的女人，她都会告诉你那是多么繁重的工作！一个女人在第一次分娩的时候，直到婴儿出生（birth）之前，至少要经过14小时的分娩过程。

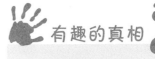

有趣的真相

好大的婴儿

人类的婴儿在出生时体重一般为2.5千克~4千克。一条刚出生的蓝鲸体重超过45千克。一头刚出生的小象的体重约为113千克。

那个婴儿是谁

就在受精卵从单细胞开始发育了12个星期之后，胎儿便产生了最典型的人类独有特征之一。把除了B、A、Y之外的所有字母涂上颜色，找出那个特征是什么吧！

```
B F Y B A I A Y
B A Y N A B G
E A Y Y A R Y A
B Y P B R A B I
A B A N Y B Y
B T A B Y A S Y
```

婴儿出生后进行第一次呼吸时，肺会打开并开始工作。然后，通过肚脐连接在婴儿身上的胎盘会与婴儿分离。现在，婴儿已经与母体分开了，所以他会感到饿。母亲的乳房经过激素的刺激开始产奶，在生产之后不久，她就可以开始哺育新生儿了。

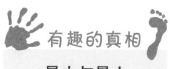

有趣的真相

最大与最小

根据吉尼斯世界纪录，出生时最重的婴儿在加拿大，体重几乎达11千克！最小的存活下来的婴儿在英国，体重仅0.3千克。

给婴儿起名字

一个人类的婴儿就叫婴儿。一只老虎的婴儿叫虎崽。你能说出这些动物的婴儿叫什么吗？

一匹马的婴儿叫＿＿＿＿＿＿＿＿＿＿＿＿＿＿

一头海豹的婴儿叫 ＿＿＿＿＿＿＿＿＿＿＿＿＿

一只狐狸的婴儿叫＿＿＿＿＿＿＿＿＿＿＿＿＿＿

一头熊的婴儿叫＿＿＿＿＿＿＿＿＿＿＿＿＿＿＿

一只袋鼠的婴儿叫＿＿＿＿＿＿＿＿＿＿＿＿＿＿

一头野牛的婴儿叫＿＿＿＿＿＿＿＿＿＿＿＿＿＿

一只鸟的婴儿叫＿＿＿＿＿＿＿＿＿＿＿＿＿＿＿

一只美洲驼的婴儿叫＿＿＿＿＿＿＿＿＿＿＿＿＿

你还能想出其他的吗？

答案：马驹，小海豹，狐崽，熊崽，小袋鼠，牛犊，雏鸟，美洲驼幼崽

CHAPTER11

身体养护手册

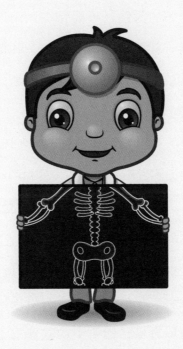

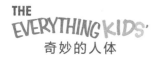
衰老和身体

无论你一生中会遇到什么事，有一件事是肯定会发生的——你会衰老（aging）。衰老是生命过程的一部分，尽管人们尽全力与之对抗。在衰老的过程中，你可以提前预知会发生在自己身上的问题，例如：

⊕ 随着衰老，你的表皮细胞在磨损之后不会快速更新，所以皮肤会变薄并且更容易受伤。皮脂腺的分泌速率下降，所以你的皮肤会变干并且不那么柔软。你会长皱纹。年轻的时候，你可以通过保养皮肤来大幅减缓这一过程。中午的时候，不要待在太阳下面。如果必须待在太阳下面，就要做好防护措施，并戴上墨镜。这样做会起到一定的护肤效果，你将会很高兴地看到皮肤衰老的速度变慢了。

⊕ 头发毛囊会减少，所以头发会变稀疏。头发也会变白，不过不同的人头发变白的程度不太一样。

⊕ 随着衰老，肌肉的力量会降低，也会萎缩。这会对你的身体健康造成很大影响，因为肌肉控制呼吸、膀胱以及身体其他系统的运作。幸运的是，你也可以减缓肌肉的衰老。在你人生的所有阶段，尤其是当你变老的时候，锻炼对保持你肌肉的强健都是至关重要的。多运动总是好的！

○ 随着衰老，你的骨骼会变得脆弱，关节也会松脱。锻炼对减缓骨骼衰老也起着重要作用。

○ 你的视力也会有变化，通常你看近处的东西会变得吃力。

也不全是坏消息

上面那些听起来都是坏消息，但事实上，年纪大的人比以前更加健康和富有活力。衰老也带来了补偿。

上了年纪的你可能已经组建了一个家庭，甚至还有了孙子辈与你共度时光。你会有一大群朋友，还有值得回忆的美好经历，并且这些回忆可以继续构筑。很多人会去旅游、走亲戚、培养新爱好以及各种他们在年轻、忙碌的时候没有时间做的事。

长寿（longevity）的关键就是保持健康。继续阅读以下内容，并对保持健康所需的事情进行回顾，好让你活得健康长寿。

你能长生不老吗

人类的寿命比起从前要长很多，这是因为我们已经掌握了保持健康、躲避致命威胁的办法。以下罗列了我们现在所知道的保持健康长寿的方法：

○ 我们知道合理膳食，并且全年都能吃到健康食品。

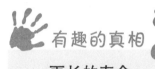

有趣的真相

更长的寿命

今天的人比他们的祖父辈活得更长久。根据美国疾病控制中心（Centers for Disease Control）的数据，美国人的平均寿命将近78岁。这比100多年前可长多了，1900年美国人的平均寿命只有47岁。

超级人体填字游戏

根据提示，在第169页的图上用英文填上缺的词。如果你觉得这道题很难，你也可以先去背一背索引里给出的单词，再来完成本题。

横向

4. 你身体最大的器官。提示：它延伸到你身体各处。
5. 鼻子大喷气。
6. 在车祸中保护你人身安全的带子。
9. 衰老皮肤上的皱痕。
12. 脸上一种很糟糕的疙瘩。
15. 很小的身体部位，将激素释放到你的血液中。
17. 在你血液里游走的化学信使。
18. 新生儿。
19. 构建你身体的基石。它们组成组织、器官以及你整个人。
22. 它从一个小囊中生长出来，可能是直的，也可能是卷曲的。
25. 又大又圆的中空骨头，由22个不同部分组成。
26. 两块骨头接合的地方。
30. 它们是将血液从心脏运输出来的管道。
32. 一种器官，有着像水泵一样的肌肉。
33. 一个黏稠的血块。
34. 舌头上突起的细胞。

纵向

1. 身体系统，像建筑物中的房梁一般支撑着你。
2. 包围在感染处周围的黏稠物质，里面充满了白细胞。
3. 3个字母，它是你身上所有一切的蓝本。
5. 神经和信息的主干道。
7. 肠道的别名。
8. 猫会让你打喷嚏和气喘吗？那你就得了_____？
10. 一个爸爸的生殖细胞。
11. 臀部的骨头。
13. 重要的鲜艳体液。
14. 指尖上的独特纹路。
16. 从食物中获取的东西，你的身体需要它们来保持健康。
20. 空气从这些东西里出入。
21. 干了的血液形成的片状物，用以盖住伤口。
23. 不断牵拉的身体部位。
24. 你咽下去的食物所到的第一个目的地。
27. 载着电信号传遍你全身的细胞。
28. 清澈而湿润的营养物质。
29. 将血液运往心脏的管道。
31. 一个妈妈的生殖细胞。

168

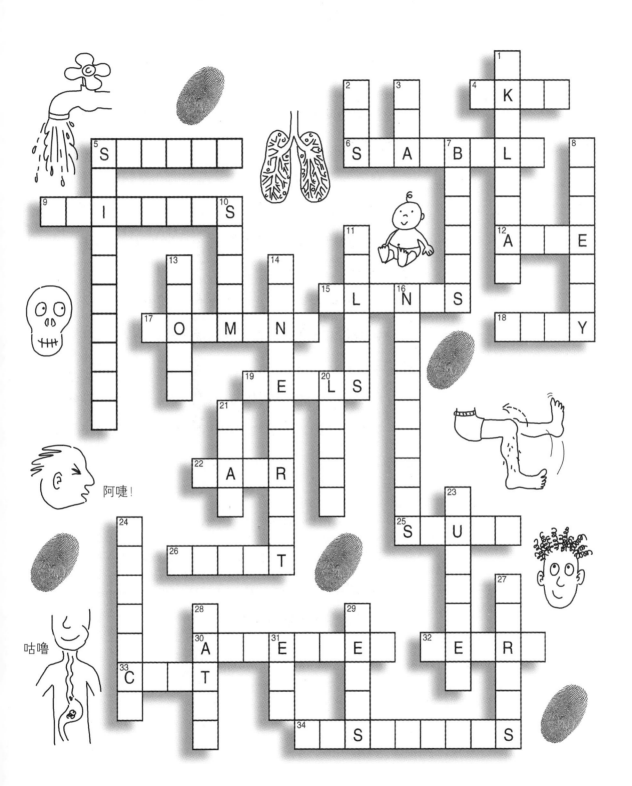

169

⊕ 我们知道将手上和食物上的病菌清除掉，从而避免了很多疾病。你要每天多洗手。

⊕ 从前，孩子会死于很多危险的儿童疾病，现如今这些疾病几乎完全根除了，因为我们让孩子获得了用以对抗这些疾病的免疫力。这些疾病包括小儿麻痹、白喉、麻疹、百日咳以及破伤风。

⊕ 我们知道要在一生中都按时进行锻炼。

⊕ 我们知道喝太多酒对人没有好处，所以限制了饮酒量或干脆滴酒不沾。

⊕ 我们可以治疗像骨质疏松和糖尿病一类的老年疾病。

⊕ 我们在对人一生中可能患有的所有疾病的治疗方面获得了更大进步。如果你感到不舒服，就要向医生和家长寻求帮助。

⊕ 我们知道即便是到了年老的时候，常阅读、学习以及与其他人交流，能令大脑一直处于活跃状态，有助于保持大脑清醒，使其正常运转。在一生中不断学习吧！

⊕ 我们能够更好地照顾老人。

你的健康取决于食物——有益于健康生活的合理膳食

如前文所说，一份好的、营养均衡的膳食有助于你茁壮成长，并有助于你保持身体健康。研究表明，合理膳食真的可以在你成年之后预防很多严重疾病，如心脏病、癌症以及中风。但更重要的是，你现在还在长身体。你需要合理膳食以达到如下目的：

- 骨骼长得更直、更强壮。
- 皮肤更光洁、更健康。
- 在一生中都能拥有完美的牙齿，不生龋齿。
- 有足够的能量使你在学校精力充沛地学习。
- 保持苗条，有精力运动和玩耍。

在你还是孩子的时候，你就得吃得健康，因为饮食习惯会持续一辈子的！

拒绝氢化物

你在百货商店看到的食物里有很多是你茁壮成长所需的健康食物，但有些却应该避免食用。科学家发现部分氢化植物油（partially hydrogenated oil）对我们没有好处。这是为什么呢？液态植物油要经过氢化（hydrogenate）处理才能保存更长时间，处理后的液态植物油就是部分氢

你需要知道的词语

部分氢化植物油

在食品加工过程中，液态植物油要转变为固态油，因为食品需要在货架上存放很长时间而不变质。人们发现部分氢化植物油会引发心脏病。

氢化

将氢加入液态植物油中，使液态植物油变为半固态或固态油的化学工艺。

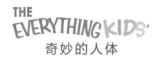
化植物油。这就使它们变成了反式脂肪（trans fats）。反式脂肪对你非常有害，它们会阻塞血管，增加患心脏病的概率，非常不好！反式脂肪存在于我们买的很多加工食品里，如点心和饼干。尽量寻找使用植物油制作的食物，而不要食用部分氢化植物油制作的。

你需要知道的词语

高果糖玉米糖浆

高果糖玉米糖浆在很多加工食品中被用作甜味剂，代替蔗糖，因为它更便宜，在货架上能存放更长时间而不变质。

健康小贴士
合作商店

如果你家附近有有机食品店，请你的父母去里面看看。这些商店经常有非常健康的食品，包括有机水果、蔬菜和谷物，散装食品，以及用蜂蜜和枫糖浆制作的糖果。

不要高果糖

另一个备受争议的食品添加成分是现在日益普遍使用的高果糖玉米糖浆（high fructose corn syrup）。它比蔗糖便宜，在货架上能存放更长时间，但可能有某些有害的副作用。高果糖玉米糖浆存在于软饮料、果汁、点心，以及很多很多你可能从来没想到过的食品（如番茄酱）中。很多科学家担忧高果糖玉米糖浆会使我们变胖，从而进一步导致肥胖症甚至是糖尿病。尽量寻找用蔗糖、蜂蜜或枫糖浆代替高果糖玉米糖浆制作的食品，或者更好的是多吃水果，不喝果汁！

用还是不用——动起来，保持健康

你不需要通过跑马拉松来变得健康和强壮。事实上，散步、骑车和游泳就是最健康的锻炼方式，而且还很有趣。以下是其他一些锻炼方式，可能会让你感到很有趣：

- 遛狗

- 洗车

- 在花园里松土或扫落叶

- 放学后或周末和朋友一起玩飞盘、垒球、篮球或其他运动

- 跳蹦蹦床或跳绳

- 去骑马或仅仅给马刷刷背

- 去溜冰或划船

- 堆雪人

- 打羽毛球或乒乓球

照顾好你的身体

到目前为止，你可能已经知道了自己吃得是否健康，学会了吃低脂肪的食物并按时进行锻炼。这样你就可以更加长寿，并有一个充实、丰富多彩的人生。还有什么其他的事情会使你的身体长时间地保持强健吗？以下是一些简洁的小贴士：

- 每天按时洗手（handwashing），在你手上的病菌使你生病之前，把它们清除掉。

- 避免在光照最强的时候，即11:00~15:00出门。如

合家欢

大部分成人所需要的锻炼都比他们进行的要多。你可以让父母和你一起运动，从而帮助他们解决这个问题。今天就邀请妈妈或爸爸和你一起打网球、投篮，或者仅仅是去散步。

锻炼日志

制定一个锻炼日志来安排你每周想进行的活动。尽你所能地进行运动，但不要过高地设置日程，那样会使你筋疲力尽，或无法完成目标。将不同的锻炼项目结合在一起，使其具有趣味性。如果你第一天东奔西跑地踢着足球，第二天就选择一项锻炼你上身的运动，如篮球或网球。在一个笔记本上记下你的周计划，或用网上下载的日历记录。

果你一定要在光照最强的时候出门，你必须涂上防晒霜或者戴上一顶宽帽檐的帽子。

⊕ 每次开车或坐车时都要系安全带。

⊕ 每次骑自行车和滑雪时都要戴上头盔和护具。

⊕ 不要抽烟，而且当你周围有人抽烟的时候，你要躲得远远的。

⊕ 不要听大音量的音乐，否则会损伤你的耳朵。听力（hearing）的丧失是永久性的。

⊕ 一定要刷牙。牙齿不好会限制你吃东西，而且不美观。

活得开心，但也要保重身体。身体是你唯一的本钱！

附录 A

词汇表

腹部（abdominal）

身体中包含消化器官，从胸廓一直向下延伸至骨盆的部分为腹部。

过敏（allergy）

你的身体被一些东西刺激后，可能会对这个东西非常敏感并产生反应，这叫作过敏。有过敏症的人必须注意避免接触自己对其过敏，或者自己的身体会对其产生反应的东西。

淀粉酶（amylase）

淀粉酶是唾液里一种用处很大的物质（酶），可将食物中的淀粉分解为单糖，供身体使用。

解剖学（anatomical）

与人体解剖或人体结构相关的科学。

血管（blood vessels）

血管是一个由中空管道组成的复杂网络，覆盖并且深入机体的各个部分，包括动脉、静脉和毛细血管。

食团（bolus）

食团就是食物经过咀嚼后形成的又小又圆又软的团块，可以被你吞咽下去。

肠子（bowels）

肠道有时候叫肠子。食物在通过你的全部肠道，作为废物被排出的时候，也叫排空肠子。

腕骨（carpals）

腕骨有8块小骨头，组成每只手

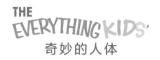
的基部。它们位于手掌皮肉厚实的部分。

颈部（cervical）

带有"颈"字的词一般都和你的脖子有关。"颈椎"就是脖子里面的骨骼。

染色体（chromosome）

染色体是由DNA和蛋白质紧密盘绕形成的蝴蝶状结构，位于我们的细胞核里。

凝块（clot）

凝块是血液中的厚团块，是从液体转变来的大量柔软固体，所以它不会再流动了。

收缩（contract）

肌肉缩短并变得紧实，从而使身体的某一部分运动的过程，叫作收缩。

排便（defecation）

将废物排出体外的过程叫排便。这种废物叫渣滓或粪便。人们给渣滓起了很多名字，但所有名字指的都是同一种东西。

树突（dendrite）

树突是神经细胞上的短小分支，能够接收和传递神经信号。

横膈膜（diaphragm）

横膈膜是分离胸腔和腹腔的一层圆顶状肌肉，又叫膈膜。肺位于膈膜的上方，并连接在膈膜上。当你吸气的时候，膈膜被向下拉，使肺也被向下拉。膈膜像吸盘一样将肺打开，使肺内充满氧气。膈膜正是用这种方式帮助你呼吸。

扩散（diffusion）

扩散就是一种气体不断分散开，直到均匀地充满每一处空间的过程。换句话说，氧能从肺泡流入血液是因为肺泡中的氧比血液中的多。扩散要使两个地方物质的数量

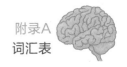

相等，所以物质便在薄膜间流动。

胚胎（embryo）

在受精后的第三个星期到大约第八个星期的时间里，发育着的胎儿叫作胚胎。

内分泌（endocrine）

内分泌腺直接将激素释放到血液中。内分泌腺是相对于外分泌腺而言。汗腺就是外分泌腺，它通过输送管将汗液分泌到皮肤表面。

受精（fertilization）

一个雌性的卵子接受一个雄性的精子从而准备好产生新的后代，叫作受精。这个过程发生在全部动物以及很多植物身上。

胎儿（fetus）

从受精后的第九个星期直到出生，发育着的婴儿叫作胎儿。

纤维蛋白原（fibrinogen）

纤维蛋白原存在于血液当中，是一种在凝血过程中能转化为丝状纤维，帮助形成痂的物质。

基因（gene）

基因是你从父母那里得来的遗传因子。每个基因决定了你身体一个或以上的特征，像眼睛或头发的颜色等。基因表达的过程是通过编译蛋白质来进行的，这些蛋白质具体表达你的相应特征。

基因组（genome）

一个人的基因组就是他或者她的一整套基因或遗传物质。

血友病（hemophilia）

血友病是一种遗传病，得病后血液无法凝结，因为有一种凝血因子"消失"了。这是一种非常严重的疾病。直至最近，科学家才有能力在实验室里生产凝血因子，但大部分的血友病患者仍活不了太长时间。

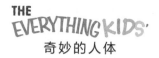

奇妙的人体

遗传（heredity）

父母的特征传递给孩子的过程叫作遗传。

高果糖玉米糖浆（high fructose corn syrup）

高果糖玉米糖浆在很多加工食品中被用作甜味剂，代替蔗糖，因为它更便宜，在货架上能存放更长时间而不变质。

稳态（homeostasis）

身体对内部和外部的运作进行调整，使自己达到一种健康的平衡态叫稳态。对于身体来说，维持稳态至关重要。

激素（hormone）

像神经系统一样，内分泌系统也帮助身体维持顺畅运转。事实上，神经系统和内分泌系统共同维持身体的平衡状态。然而，和神经系统传递电信号不同，内分泌系统利用化学物质来使身体发生响应。这些化学物质叫作激素，它们由腺体分泌到血液中去。激素可以作用于距离分泌它的地方很远的细胞，对身体产生作用的时间也比神经脉冲要长，所以其引发的反应的持续时间也会长得多。

整合（integration）

整合就是把要素结合在一起，形成一个更大、更复杂的整体，以便解决问题。在神经系统中，信息（或刺激）被送入脑中，脑来决定如何回应。

皮肤（integument）

皮肤是动物体表面的坚硬外层，将动物体包裹并封闭起来。

角质细胞（keratin）

坚硬防水的细胞叫作角质细胞，它们在皮肤深层形成，后推移至表层对我们起到保护作用。

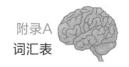

韧带（ligament）

韧带是连接骨与骨之间的致密结缔组织，能够帮助关节保持稳定。

咀嚼（mastication）

嚼碎食物的动作叫作咀嚼。

黑色素（melanin）

保护我们免于紫外线辐射伤害的有色物质叫作黑色素。它也是形成雀斑的主要物质。

薄膜（membrane）

薄膜是一层薄片，比如一层皮肤，它把体内如细胞之类的东西包围起来，保证其与外界环境分隔开。

月经周期（menstrual cycle）

女人每28天度过一个完整的月经周期。她的卵巢用10天时间为排卵做准备。当一个卵子释放（排卵）后，它会沿着输卵管向下行进至子宫。卵子在到达子宫之前，可以受精的时间多达3天。如果卵子没有受精，14天后月经便开始来潮——进入月经期。这标志着一个月经周期的结束。

新陈代谢（metabolism）

所有发生在你体内，维持生存的化学反应过程都属于新陈代谢。

营养（nutrient）

营养是你的身体用来帮助生长、维持日常需要以及修复损伤的物质。

细胞器（organelle）

细胞器是细胞内的"微小器官"，完成许多在生命活动中必不可少的工作。

氧化（oxygenate）

想氧化一件东西仅仅需要为其提供氧气即可。血液在肺里被氧化了，意思就是血液获取了你吸入的氧气，这些氧随后会被送往身体各处。

麻痹（palsy）

麻痹是指某个地方的肌肉变得僵硬（无力），有时会伴随着颤动。

瘫痪（paralysis）

当某人瘫痪了，他身体的某一部分就失去了知觉而且不能动。

部分氢化植物油（partially hydrogenated oil）

在食品加工过程中，液态植物油要转变为固态油，因为食品需要在货架上存放很长时间而不变质。人们发现部分氢化植物油会引发心脏病。

外周神经系统（peripheral nervous system）

外周神经系统是指脑与脊髓之外的所有神经。外周的意思是"位于事物外缘的"，而外周神经正是从脑和脊髓外缘延伸出来的所有神经，这个词真是生动形象。

指骨（phalanges）

你手指内的骨头叫指骨。每只手有14块指骨——大拇指有2块，其余每根手指有3块。

胎盘（placenta）

一个仅在怀孕期间发育的器官。胎盘为发育中的婴儿提供食物、氧、激素并排出废物。一旦婴儿出生，胎盘就会从母体中排出来。

脓（pus）

脓是包围着一处受到感染的伤口的白色液体。它富含白细胞，而白细胞在奋不顾身地对抗着感染。

共鸣（resonate）

你的鼻子像一个共鸣腔，让你的嗓音更饱满深沉。这表明你嗓子发出的声音会在鼻腔内来回反射和震动，从而变得更洪亮。

呼吸薄膜（respiratory membrane）

呼吸薄膜是由贴在一起的肺泡

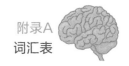

壁和毛细血管壁融合成的。氧气和二氧化碳通过这层薄膜进行交换。

刺激（stimulus）

环境中影响或干扰到你的状况叫刺激。身体会对刺激做出反应，从而进行自我保护。例如，难闻的气味会使你远远离开。

跗骨（tarsals）

跗骨位于每只脚的脚踝部分，含7块小骨头。其中，最大的两块连接着小腿的胫骨。

肌腱（tendon）

肌腱是将肌肉连接到骨骼上的粗壮纤维束。

胸（thoracic）

你胸口部位都称为胸。胸椎就是你胸部的骨头，与肋骨相连接。

小管（tubule）

身体中很细很细的管道叫小管，它们将物质从一处运输到另一处，小管位于肾脏、睾丸和其他器官中。

排尿（urinate）

当你喝太多果汁或水的时候，你就必须去厕所排水。科学家称之为水分排泄，而这个排放的过程叫作排尿。在这个过程中，你的身体会排出多余的水以及不需要的废物。

椎骨（vertebrae）

椎骨是一群小块的、形状不规则的骨头，它们连接在一起就组成了脊椎。

受精卵（zygote）

一个精子和一个卵子发生受精作用形成受精卵。这个细胞会逐渐发育成胚胎。

附录 B

网络资源

猫头鹰食丸分解图

www.makingtrackschallenge.com/inquiry–based_detail.php?reference=73

海洋动物的电感应

www.elasmo–research.org/education/white_shark/eletroreception.htm

内分泌系统在线进修

http://yucky.discovery.com/noflash/body/pg000133.html

全球疾病知识

http://youthink.worldbank.org/about

健康与营养

www.food.gov.uk/healthiereating/nutcomms

疾病控制与预防中心：肥胖症在美国

www.cdc.gov/nccdphp/dnpa/obesity/trend/maps

青少年健康

www.cdc.gov/HealthyYouth/az/index.htm

骨骼健康

www.cdc.gov/nccdphp/dnpa/nutrition/nutrition_for_everyone/bonehealth/

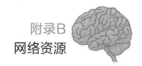
index.htm

保护你的皮肤

www.cdc.gov/cancer/skin

保护你远离一氧化碳

www.cdc.gov/co/default.htm

关于糖尿病

www.cdc.gov/diabetes

膳食

www.fruitsandveggiesmatter.gov

儿童营养

www.cdc.gov/nccdphp/dnpa/nutrition/nutrition_for_everyone/resources/

index.htm—For Kid

美国农业部：膳食与营养游戏

www.fns.usda.gov/eatsmartplayhard

www.choosemyplate.gov/children—over—five.html

健康与膳食游戏

http://kidshealth.org/kid

http://members.kaiserpermanente.org/redirects/landingpages/afd

www.cdc.gov/powerfulbones

www.bam.gov/index.html

附录 C

谜题答案

从头到脚　第8页

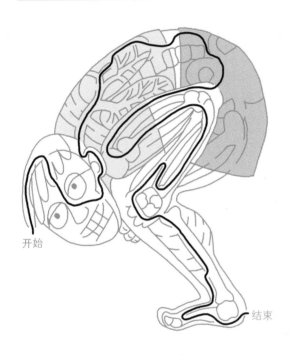

开始

结束

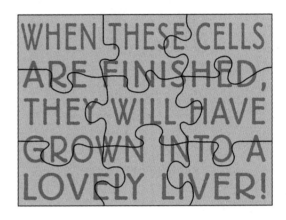

复制商店　第18页

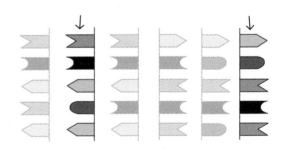

拼出一个身体　第14页

When these cells are finished, they will have grown into a lovely liver!

当这些细胞生成后，它们将组成一个可爱的肝脏!

指纹画　第27页

你的大拇指指纹画可能看上去和我们的不太一样，但也挺好的。

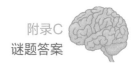

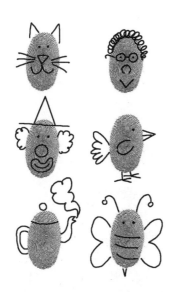

去除老化的细胞　第34页

You shed two to three billion cells everyday.

你每一天要替换掉20亿~30亿个细胞。

~~GOLD~~	YOU	~~ANTIQUE~~	~~SCOLD~~
~~OUT-DATED~~	~~OLD~~	~~AGED~~	SHED
~~COLD~~	TWO	~~FOLD~~	TO
THREE	~~HOLD~~	BILLION	~~ELDERLY~~
~~ANCIENT~~	CELLS	~~MOLD~~	~~SOLD~~
EVERY	~~SENIOR~~	DAY	~~BOLD~~

沐浴时间　第37页

问：Why does your skin wrinkle when you stay too long in the bathtub?

答：The outer layer of dead skin cells soak up water.Only parts of it can swell — the rest of it is tightly attached to the skin underneath.（外层的死皮细胞会吸收大量的水分。只有一部分细胞会膨胀，其余部分仍会紧紧地贴在下面的皮肤上。）

什么声音　第44页

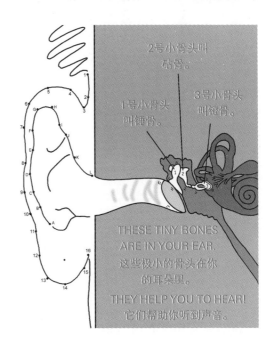

影子舞蹈　第50页

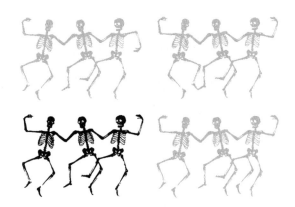

Arm—load（手臂—怀抱）

Leg—room（腿—落脚处）

Tooth—pick（牙齿—牙签）

Hand—cuff（手—手铐）

单词连线　第54页

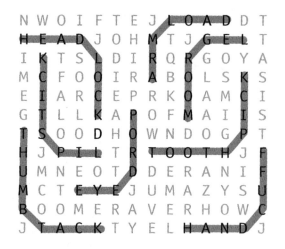

Head—lock（头—夹头）

Lip—stick（嘴—唇膏）

Thumb—tack（拇指—图钉）

Eye—drop（眼睛—眼泪）

一对拉力　第61页

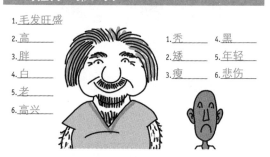

1. 毛发旺盛 ＿＿＿
2. 高 ＿＿＿
3. 胖 ＿＿＿
4. 白 ＿＿＿
5. 老 ＿＿＿
6. 高兴 ＿＿＿

1. 秃 ＿＿＿　　4. 黑 ＿＿＿
2. 矮 ＿＿＿　　5. 年轻 ＿＿＿
3. 瘦 ＿＿＿　　6. 悲伤 ＿＿＿

皱眉还是微笑　第65页

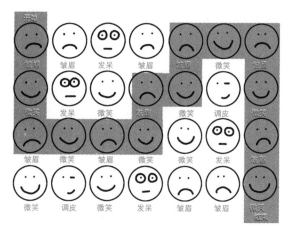

事实上皱眉和笑都是由大约12条肌肉产生的。当然，如果你生气并真的用力皱

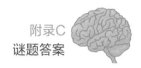

眉（眉头紧锁），或者做出一个很夸张的笑容（龇牙咧嘴的笑），你可能会用到更多肌肉。

停不下来了　第70页

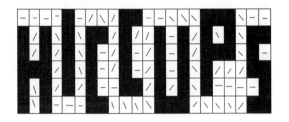

膈肌是在肺下面的一大片肌肉。它有助于将空气抽进肺里再排出来。当膈肌痉挛或不受控制收缩的时候，你就会打嗝。

极好的和粗劣的　第78页

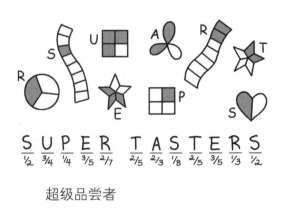

超级品尝者

你还好吗　第85页

THE DOCTOR HITS JUST BELOW THE KNEE AND YOUR LEG KICKS OUT

医生轻敲你的膝盖下面，你的腿就自动踢出去了。

面部喜剧　第87页

THERE'S SOMETHING SMELLY BETWEEN US!

我们之间有个闻味的东西！

完全匹配　第97页

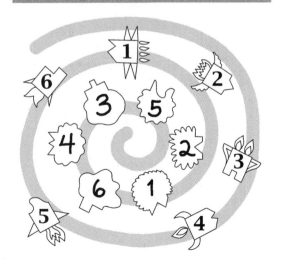

THE EVERYTHING KIDS'
奇妙的人体

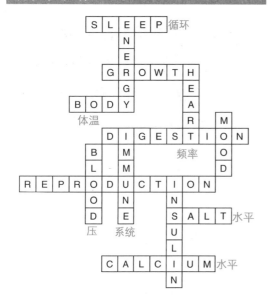

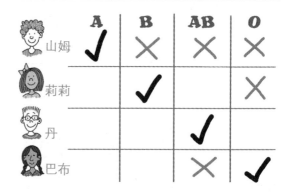

	A	**B**	**AB**	**O**
山姆	✓	✗	✗	✗
莉莉		✓		✗
丹			✓	
巴布			✗	✓

线索中给出的信息是孩子们不是哪些血型。把这些血型打上"X"，再用"√"标出每个孩子都是什么血型。

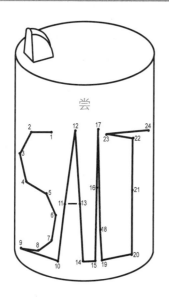

盐

THE BLOOD SURGING THROUGH THE VEINS IN YOUR EARS!

血液流过你耳朵中的静脉！

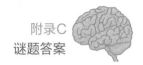
注意　第128页

THEY ARE
THE ONLY
INTERNAL
ORGANS
CONSTANTLY
EXPOSED TO
THE EXTERNAL
ENVIRONMENT!

肺是唯一一个一直暴露在外部环境的

内部器官！

进和出　第132页

你感受味道的器官有<u>1</u>个

你身上有<u>2</u>只耳朵

你两只手一只脚共有<u>15</u>根指头

你身上有<u>1</u>个肚脐眼

你的心脏有<u>4</u>个腔

你每天要呼吸<u>23000</u>次！

滚出这里　第136页

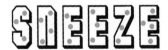

\#　点数　$20 \times 5 = 100$　英里/小时

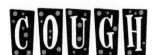

\#　点数　$30 \times 2 = 60$　英里/小时

换字母游戏　第143页

STORBORYGMUS

STOMBORYGMUS

STOMBORROWLGMUS

STOMBORGROWLMUS

STOMBORGROWLING

STOMACH GROWLING

胃咕咕叫

黏黏糊糊　第147页

黏液保护胃免于被同样由身体产生的

用来消化食物的酸侵蚀。

超级大块头　第157页

EVEN THE
LARGEST
PEOPLE
STARTED
OUT AS A
SINGLE CELL!

即便是最高大的人也是从一个细胞变

来的。

189

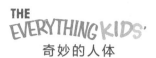

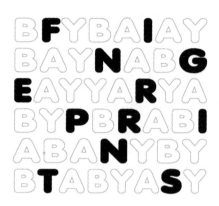

FINGERPRINTS

指纹

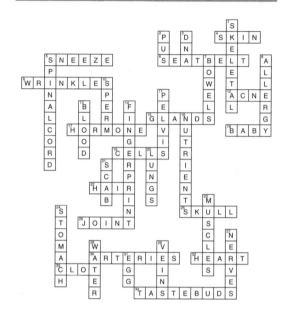

索引[1]

A

腹部（abdomen）7

腹腔（abdominal cavity）5

附属消化器官（accessory digestive organs）141

抗利尿激素（ADH）95

肾上腺（adrenal glands）94，99～100

衰老（aging）166～167

酒精、酒（alcohol）145，161～162，170

过敏症（allergies）138

选择性剪接（alternate splicing）16

海拔（altitude）109，138

肺泡囊（alveolar sac）129

肺泡（alveoli）125，129～131

淀粉酶（amylase）144

肛管（anal canal）149

解剖学姿势（anatomical position）3

贫血（anemia）107

脚踝（ankles）7

前面（anterior）4

主动脉（aorta）117

阑尾/阑尾炎（appendix/appendicitis）148

腋肢窝（armpits）6

手臂（arms）6，48

动脉（arteries）66，112，117～118

升结肠（ascending colon）149

哮喘（asthma）138

三磷酸腺苷（ATP）11

心房（atria）113，116

腋窝（axilla）6

轴突（axons）75～77

B

后面（back）7

细菌（bacteria）28

秃顶（baldness）35

球窝关节（ball and socket joints）51，52～53

肚脐眼（belly button）7

胆汁（bile）151

胆管（bile duct）151

出生（birth）163～164

血液（blood）106～112，120～121

血细胞（blood cells）108～109

献血（blood donation）112

---

1 本书索引排序以英文单词为准。

血型（blood types）111

血管（blood vessels）22，66～67，116～120

脸红（blushing）26

身体部位（body parts）6

身体系统（body systems）18～19

食团（bolus）142

骨髓（bone marrow）41～42

骨骼（bones）40～56

肠子（bowels）149

脑（brain）74，77～83，85

脑半球（brain hemispheres）80

脑干（brain stem）79，82～83

呼吸（breathing）124～125，137～138

支气管（bronchi）125，129～130

支气管树（bronchial tree）129～130

细支气管（bronchioles）125，129～130

面颊（buccal）6

臀部（buttocks）7

C

踵（calcaneal）7

钙（calcium）41

毛细血管（capillaries）118～119，131

二氧化碳（carbon dioxide）124～125，130～131

心肌（cardiac muscles）60，66～67

隆突（carina）128

腕（carpal）6

腕骨（carpals）48

盲肠（cecum）149

细胞膜（cell membrane）10

细胞（cells）10～13

疾病控制中心（Centers for Disease Control）167

中枢神经系统（central nervous system）77

头盖骨（cephalic）6

小脑（cerebellum）79，82

大脑皮质（cerebral cortex）81～82

脑脊液（cerebrospinal fluid）83

大脑（cerebrum）79～81

颈（cervical）6

颈神经（cervical nerves）87

颈椎（cervical vertebrae）45

腔（chambers，指心脏）113

脸颊（cheek）6

胸（chest）6

下巴（chin）6

噎住（choking）128～129

染色体（chromosomes）15

食糜（chyme）146～148

循环系统（circulatory system）19，105～122

凝块（clot）121

尾椎（coccyx）45

耳蜗（cochlea）92

结肠（colon）149

色盲症（color blindness）91

复合骨折（compound fractures）53

脑震荡（concussions）83

视锥（cones）91

收缩（contract，指肌肉）58~59

角膜（cornea）91

咳嗽（coughing）126，127~128，135

痉挛（cramps）60

脑神经（cranial nerves）86~87

哭（crying）135

细胞质（cytoplasm）10

D

里面（deep）4

排便（defecation）150

分娩（delivery）163

树突（dendrites）76

农业部（Department of Agriculture，USDA）173

健康与公共事业部（Department of Health and Human Services，HHS）173

真皮（dermis）24

降结肠（descending colon）149

糖尿病（diabetes）99，102，172

横膈膜（diaphragm）66，133

扩散（diffusion）131

消化系统（digestive system）19，139~152

消化道（digestive tract）140~141

指（digits）6

椎间盘（discs）46，47

远端（distal）4

脱氧核糖核酸（DNA）10，15，18

背部（dorsum）7

侏儒症（dwarfism）103

E

耳朵（ears）91~92

卵子（eggs）158，160

射精（ejaculation）156

电感知（electroreception）74

胚胎（embryo）161

肺气肿（emphysema）137

内分泌腺（endocrine glands）94~96，99~100

内分泌系统（endocrine system）19，93~104

酶（enzymes）142

表皮（epidermis）23，38

会厌（epiglottis）127

立毛肌（erector pili）36，71

食道（esophagus）127，140，142

雌激素（estrogen）158

呼气（exhalation）133

外分泌腺（exocrine glands）95

指伸肌（extensor digitorum）62

外生殖器（external genitalia）154

外呼吸（external respiration）124

眉毛（eyebrows）35

睫毛（eyelashes）35

眼肌（eye muscles）69

眼睛（eyes）6，90~91

F

面部肌肉（face muscles）67~69

面部神经（facial nerve）69

放屁（farting）150

渣滓（feces）150

脚（feet）7

股骨（femur）41，48

受精（fertilization）154

胎儿（fetus）161

纤维素（fiber）149

纤维蛋白（fibrin）106

纤维蛋白原（fibrinogen）121

腓骨（fibula）48

战或逃反应（fight or flight reaction）86

指纹（fingerprints）24~25

手指（fingers）6，48

指尖（fingertips）32

扁骨（flat bones）41

前臂（forearms）6

脑门（forehead）6

雀斑（freckles）23

前额（frontal）6

额叶（frontal lobe）80

G

胆囊（gallbladder）151

胆结石（gallstones）152

基因（genes）15~17

基因治疗（gene therapy）17

遗传密码（genetic code）15

基因组（genomes）17

巨人症（gigantism）103

长颈鹿（giraffes）46

葡萄糖（glucose）98

鸡皮疙瘩（goose bumps）36，71

灰质（gray matter）81

生长素（growth hormone，GH）103

H

毛发（hair）32，35

口臭（halitosis）142

大拇趾（hallux）7

手（hands）6

洗手（handwashing）173

头部（head）6

听力（hearing）147

心脏（heart）67，112～116，119～120

心脏病发作（heart attacks）116

心脏杂音（heart murmurs）114

心脏病（heart troubles）120，122

心脏瓣膜（heart valves）113

脚后跟（heels）7

海姆利克急救法（Heimlich maneuver）129

头盔（helmets）42，174

血友病（hemophilia）112

打嗝（hiccups）135

高果糖玉米糖浆（high fructose corn syrup）172

屈戍关节（hinge joints）51～52

稳态（homeostasis）28

激素（hormones）94，102

人类基因组计划（Human Genome Project，HGP）16

肱骨（humerus）48，52

盐酸（hydrochloric acid）145

氢化（hydrogenate）171

皮下组织（hypodermis）24

下丘脑（hypothalamus）96

I

砧骨（incus）92

下面（inferior）4

吸气（inhalation）133

内耳（inner ear）92

胰岛素（insulin）98～99，102～103

整合（integration）75

皮肤系统（intergumentary system）18

内呼吸（internal respiration）124

不随意肌（involuntary muscles）66～67

非自主神经系统（involuntary nervous system）86

碘（iodine）104

铁（iron）107

不规则骨（irregular bones）41

J

下颌骨（jawbone）42

关节（joints）51~53

K

角质（keratin）23

L

大肠（large intestine）140，149~150

喉（larynx）125

侧面（lateral）4

大笑（laughter）135

腿（legs）7，48~49

晶状体（lens）91

韧带（ligaments）45，52

肝脏（liver）151

长骨（long bones）41

长寿（longevity）167

腰（lumbar）7

腰部神经（lumbar nerves）87

腰椎（lumbar vertebrae）45

肺癌（lung cancer）137

肺（lungs）113，124~125

溶酶体（lysosomes）11

M

巨噬细胞（macrophages）24

锤骨（malleus）92

下腭骨（mandible）42

咀嚼（mastication）67

中间（medial）4

黑色素（melanin）23

脑膜（meninges）83

月经周期（menstrual cycle）159，160~161

新陈代谢（metabolism）98

掌骨（metacarpals）48

跖骨（metatarsals）49

中耳（middle ear）71，92

线粒体（mitochondria）11

有丝分裂（mitosis）13

运动反应/输出（motor response/output）75，77

口腔（mouth）6，140，141~142

黏液（mucus）126~127，144，146

肌肉系统（muscular system）19，57~72

N

指甲（nails）36

脖子（neck）6

负反馈系统（negative feedback system）102

神经细胞（nerve cells）75～76

神经元（neurons）75

神经系统（nervous system）19，73～92

鼻子（nose）6，90，126～127

鼻毛（nose hairs）35，127

细胞核（nucleus）10～11

营养（nutrients）119

O

枕叶（occipital lobe）80

油脂腺（oil glands）24，32

视神经（optic nerves）43

口（oral）6

眼眶（orbital）6

细胞器（organelles）11

骨质疏松症（osteoporosis）55，170

外耳（outer ear）92

卵巢（ovaries）95，100，158～159

排卵（ovulation）160

氧（oxygen）120，125，130～131

氧化（oxygenate）115

P

手掌（palms）6

麻痹（palsy）69

胰腺（pancreas）95，98～99，102，151～152

瘫痪（paralysis）84

顶叶（parietal lobe）80～91

部分氢化植物油（partially hydrogenated oil）171

髌骨（patella）7，49

盆腔（pelvic cavity）5～6

骨盆（pelvis）7

阴茎（penis）154

胃蛋白酶（pepsin）145

外周神经系统（peripheral nervous system）77，84～87

指骨（phalanges）48

咽（pharynx）125，127

感光器（photoreceptors）91

青春痘（pimples）158

脑垂体（pituitary gland）94～96

胎盘（placenta）162

足底（plantar surface）7

血浆（plasma）106

血小板（platelets）106，110

拇指（pollex）6

后面（posterior）4

妊娠（pregnancy）161～162

主要性器官（primary sex organs）154

黄体酮（progesterone）158

蛋白质（proteins）15～16

近端（proximal）4

青春期（puberty）100，154，158，159

脓（pus）109

R

桡骨（radius）48

感受器（receptors）31～32

直肠（rectum）149

红细胞（red blood cells）106，108～109，138

舒张（relax，肌肉）58

生殖系统（reproductive system）19，153～164

共鸣（resonate）126

呼吸作用（respiration）124

呼吸薄膜（respiratory membrane）131

呼吸系统（respiratory system）19，123～138

视网膜（retina）91

胸腔（ribcage）46～47

核糖体（ribosomes）11

肋骨（ribs）41

视杆（rods）91

S

骶神经（sacral nerves）87

骶骨（sacrum）45

唾液腺/唾液（salivary glands/saliva）142

痂（scabs）110，120～121

疤（scars）38

坐骨神经（sciatic nerve）86

阴囊（scrotum）154

安全带（seatbelts）4，83，174

二手烟（secondhand smoke）138

精液（semen）156

感觉输入（sensory input）74，84

感受器（sensory receptors）74

鲨鱼（sharks）74

短骨（short bones）41

肩关节脱位（shoulder dislocation）52

单纯骨折（simple fractures）52

骨骼肌（skeletal muscles）60

骨骼系统（skeletal system）18

皮肤（skin）18，21～38，166

头骨（skull）41，42～43

椎间盘突出（slipped disc）46

小肠（small intestine）95，140，148～149

气味（smell）90

抽烟（smoking）116，127，174

平滑肌（smooth muscles）60，66～67，72

打喷嚏（sneezing）135

精子（sperm）154～156

脊髓（spinal cord）43，46，77，83～84

脊髓液（spinal fluid）46

脊髓反射（spinal reflex）84

螺旋形骨折（spiral fractures）53

镫骨（stapes）41，71，92

胸骨（sternum）47，113

刺激（stimulus）29

胃（stomach）140，144～148

中风（strokes）83

上层（superficial）4

外面（superior）4

汗水（sweat）100

汗腺（sweat glands）22

突触（synapses）77

T

尾骨（tailbone）45

跗骨（tarsals）49

味蕾（taste buds）88

牙齿（teeth）42

颞叶（temporal lobes）80

肌腱（tendons）62

睾丸（testes）95，100，154～155，158

睾酮（testosterone）154，158

大腿（thighs）7

胸腔（thoracic cavity）5

胸部神经（thoracic nerves）87

胸椎（thoracic vertebrae）45，46～47

胸口（thorax）7

呕吐（throwing up）145

大拇指（thumbs）6

甲状腺（thyroid gland）94，98，104

甲状腺素（thyroid hormone，TH）98

胫骨（tibia）48

脚趾（toes）49

舌头（tongue）68，88，89

气管（trachea）125，127，129～130

反式脂肪（trans fats）172

运输（transport）124

横结肠（transverse colon）149

躯干（trunk）4～5，7

小管（tubules）154，155

U

溃疡（ulcers）146

尺骨（ulna）48

脐（umbilicus）7

排尿（urination）155

输卵管（uterine tubes）158，160

子宫（uterus）158，160

V

阴道（vagina）158

静脉曲张（varicose veins）120

静脉（veins）119

腔静脉（vena cava）119

换气（ventilation）124

心室（ventricles）113，116

椎骨（vertebrae）41，45

脊柱（vertebral column）46

维生素B$_{12}$（vitamin B$_{12}$）145

随意肌（voluntary muscles）60，62～64

自主神经系统（voluntary nervous system）86

W

体重（weight）116

鲸（whales）113

白细胞（white blood cells）106，109

手腕（wrists）6

X

X射线（X-ray）55

Y

打哈欠（yawning）137

Z

受精卵（zygote）160